救急看護
電話でトリアージ
すぐに使える問診票31

改訂2版

監修
愛媛大学名誉教授
白川 洋一

編集
山崎 誠士
乙宗 佳奈子

金芳堂

執筆者一覧

●監修
白川　洋一　愛媛大学名誉教授
　　　　　　（日本救急医学会指導医）

●編集
山崎　誠士　社会医療法人財団大樹会総合病院回生病院　救急センター
　　　　　　（救急看護認定看護師）
乙宗佳奈子　香川県立中央病院救命救急センター
　　　　　　（日本救急医学会専門医）

●著
関　　啓輔　社会医療法人財団大樹会総合病院回生病院　救急科
　　　　　　（日本救急医学会指導医）
音成　芳正　社会医療法人財団大樹会総合病院回生病院　救急科
　　　　　　（日本救急医学会専門医）
木村　廷和　社会医療法人財団大樹会総合病院回生病院　麻酔科
　　　　　　（日本救急医学会専門医）
前田　敏樹　杉田玄白記念公立小浜病院　外科
　　　　　　（日本救急医学会専門医）
藤岡　　研　育和会記念病院　総合内科
宮地　啓子　川崎医科大学附属病院　救急科
尾上　由美　社会医療法人財団大樹会総合病院回生病院　病床管理センター
　　　　　　（センター長）

改訂にあたって

　本書は，救急部門の看護師が「トリアージ」を学習するとき読んでいただきたい教材です．初版は2010年に，おそらく日本で初めて「電話トリアージ」を表題に掲げて，出版されました．

　患者や家族からの電話に看護師が応対するのは，ごく普通に行われていることですが，どんな質問をして，どのように話すかは，病院によってあるいはナースによって様々です．たとえば，氏名，年齢，性別，主訴だけを聞いて「すぐに救急窓口へお出でください」と答えるようにしている病院は多いかと思います．さらに，簡単な指導を加える場合もあるでしょう．たとえば，常用薬は持参してくださいとか，（熱傷ならば）水道の蛇口で水をかけて冷してから来てくださいとか，ですね．

　これはこれで立派にトリアージ機能を果たしていると思いますが，もう少し体系的に実施したいという要請が強くなってきました．たとえば，大勢の患者さんが押しかけて混み合う救急外来では，重症度や緊急度にもとづいた診療の優先順位をつけたいとか，軽症患者は他所の（一次救急の）病院へ行ってほしいとか，必要もないのに救急車を呼んでほしくないとか，とは言っても重症ならば救急車で来てほしいとか…などなど．それを解決する手段のひとつが「救急トリアージ」です．しかし，病院の性格や，その病院が置かれた地域医療の状況は千差万別です．したがって，一定のトリアージシートのアルゴリズムに従って機械的に振り分けるという方法には限界があります．

　話は変わりますが，海外旅行の前に，現地語（あるいは英語）の会話本をあらかじめ勉強する人は少なくありません．しかし，現実がその例文の通り進行することは，まず絶対にありません．練習した例文に固執すればするほど泥沼にハマってしまい，会話がヘロヘロになることは，経験した人ならわかるでしょう．だからと言って，一夜漬けにせよ，勉強したことが無駄になるわけではないのです．電話トリアージにも，それと似たところがあります．

　電話トリアージでは相手が見えないだけに，こちらの知識や経験が余計に問われます．世論調査のように画一的な質問の仕方は，統計的解析には必要ですが，個別状況をくみ取る力は低下します．「よい質問がよい回答をひき出す」と言われます．「質問力」を要求されるのです．ただし，トリアージの原則的な考え方や基礎となる医学知識は普遍的なものです．そこには救急看護のエッセンスが詰まっています．私たちが

電話トリアージを系統的に実施したいと思ったとき，こうした基礎的知識をしっかりまとめておく必要性を感じました．

　したがって，本書は「マニュアル」という体裁にはなっていますが，これは英会話教本の「例文」のようなものであって，聞き落としてはいけない内容とか，質問の優先順位，緊急性の判断などの基本的な項目を網羅したものです．読者の皆様は，これを参考に，自分たちのプロトコールを作ってください．むしろ，問診票に続く解説の部分が「救急看護のエッセンス」になっていますから，救急看護全般にわたる教材としてもご利用いただければ幸いです．

　最後に，本書の企画をずっと支えていただいた金芳堂編集部の村上裕子氏に，謝謝．

2014年4月

愛媛大学名誉教授
白川　洋一

電話トリアージへの取り組み

　近年，救急外来受診数の増加，患者の専門志向性，救急病院や救急担当医の減少などの相乗効果（？）により，救急医療の崩壊が危惧されています．このような時代背景から，緊急度や重症度の高い患者の診療を優先するための「トリアージ」が，2000年ころより救急病院で導入されています．2010年の診療報酬改訂で小児患者の院内トリアージ加算が認められ，2012年の改訂で成人のトリアージ加算が認められました．それにあわせ，臨床救急医学会，日本救急医学会，救急看護学会が中心となり，Japan Triage Acuity Score（JTAS）の研修を全国で開催し，トリアージ訓練を受けた医師・看護師が続々と誕生しています．

　トリアージ訓練を受けた医師・看護師を中心に，トリアージの質を高めるための教育や事後検証を行い，それに加え各々の病院が，病院や地域の特色をふまえたシステムを構築しています．JTASや病院独自のトリアージシートなど，病院により使用しているものは違いますが，統一されたプロトコールを用いることができるのは，現場としてとても心強く思います．しかし，看護師による電話トリアージのプロトコールは確立されていません．

　電話トリアージも院内トリアージと同様に，病院や地域の特色に応じて，各病院で様々な手法を工夫されていると思います．当院の救急センターでは，時間外の受診希望や病状相談の電話対応に，看護師は多大な時間をさいています．私たちの間で，電話対応に時間がかかることや，看護師がそれを行う必要性などについて話し合いを重ねてきました．そして，電話対応の段階から看護師が関わることによって，患者の病態をいち早く把握し，院内トリアージにも継続させることができるという考えが強くなってきました．

　患者に触れることなく，電話の内容だけから症状を収集し，さらに話し方なども加味して緊急度や重症度を判断するには，高度なスキルとコミュニケーション能力が必要です．私たちは電話対応のなかで，現実にそうした判断をしたり，応急処置や来院方法を指導しています．しかし，具体的なプロトコールがないため，個人の経験や技術に頼っているのが現状でした．そうした限界を乗り越えるために白川病院長を中心とした救急科医師の協力を得て，患者の症状から緊急度・重症度を判断し，来院方法の決定や応急処置法を伝えるためのプロトコール作りに取り組んできました．その成果を，この本にまとめることができました．ある程度までレベルの保証された問診が可能になると考え

ています．

　電話には当意即妙の応対が必要ですし，問診だけではわからない情報が多くあるのも事実です．しかし，本書は，看護師がそうしたスキルを身に付けるための学習にも役立つことを期待しています．

社会医療法人大樹会　回生病院　救急センター
（救急看護認定看護師）
山崎誠士

目　次

§1　問診とトリアージ

1	発熱〈成人／小児〉	2
2	頭痛	8
3	胸痛	12
4	腹痛〈成人／小児〉	16
5	腰痛，背部の痛み	22
6	失神	26
7	意識障害	30
8	発声，発語の障害	34
9	運動麻痺，感覚障害	38
10	けいれん	42
11	めまい	46
12	呼吸困難	50
13	動悸	54
14	吐き気，嘔吐	58
15	下痢	62
16	吐血，下血	66
17	鼻出血	70
18	視力低下	72
19	じんま疹，アレルギー	74
20	尿の異常，排尿の異常	78
21	頭部／顔面／頸部の外傷	82
22	胸部／腹部／腰部の外傷	86
23	四肢の外傷	90
24	熱傷	94
25	固形の異物を飲んだ	98
26	動物の咬傷，刺傷	102
27	食中毒	108
28	医薬品の誤用，誤食	112
29	農薬や毒物の服用	116
30	ガスの吸入	120
31	熱中症	124

§2 知っておきたい救急治療の基礎知識

1	痛みの問診法 ……………… 130	5	外傷初療 ……………… 136
2	ショック ……………… 132	6	高圧注入損傷 ……………… 140
3	体位 ……………… 134		
4	脳卒中 ……………… 135		索　引 ……………… 141

COLUMN

第六感 ……………… 7
伝言ゲームは間違いの元 ……………… 15
事前情報は救急の決め手 ……………… 37
キーワードをつかまえる ……………… 49
電話の向こうが見えている？ ……………… 65
状況をコントロールするための声掛け ……………… 69
眠気が分けられたら！ ……………… 101
回生病院違い ……………… 107
産科の問診票は救急外来に必須 ……………… 127

Section 1

問診とトリアージ

1 発　熱〈成人〉

　　　　　　　　　　　　　年　月　日　　時　　分　［通報者］本人，家族，他（　　　）
　　　　　　　　　　患者氏名＿＿＿＿＿＿＿＿＿＿＿＿＿＿＿＿＿＿＿＿＿　　＿＿歳［男　女］
　　　　　　　　　　主訴（相手の言葉で）＿＿＿＿＿＿＿＿＿＿＿＿＿＿＿＿＿＿＿＿＿＿＿＿＿
　　　　　　　　　　　※発熱以外の症状（たとえば，頭痛，腹痛など）が強いときは，そちらの項目も参照

発症	いつ頃から（　　　）[分／時間／日] 前	最高（　　　）℃
寒気, ふるえ	ない　軽い　強い	
解熱薬	使ってない　使って効果が（ない，あった）	
熱中症？	状況なし　暑い所にいた　激しい運動をした	☞ **31** 熱中症

●全身状態，関連症状

呼吸の異常	ない　呼吸が速い（>30/分）　息苦しい　息切れ　ゼイゼイ　いびき　呼吸が弱い	あり ☎119
循環の異常	ない　手足が冷たい　冷汗	あり ☎119
意識障害	ない　いつもと違う　会話が変　興奮　もうろう　眠りこける　反応しない	あり ☎119
全身症状	ない　倦怠感　疲労感　全身の関節痛／筋肉痛	
脱水症状	ない　ぐったり　起き上がれない　皮膚や唇がカサカサ　尿が濃い　尿量少ない	
脳の症状	ない　強い頭痛　けいれん	☞ **2** 頭痛, **10** けいれん
耳鼻の症状	ない　耳痛　耳漏　耳閉感　耳鳴　めまい　鼻汁	
呼吸器症状	ない　咽頭痛　嚥下痛　せき　たん	
腹部の症状	ない　吐き気／嘔吐　腹痛　腰背部痛　下痢　便秘	☞ **4** 腹痛, **14** 嘔吐, **15** 下痢
泌尿器症状	ない　排尿痛　残尿感　頻尿　血尿	
女性の症状	ない　おりもの	
筋関節症状	ない　局所の関節痛／局所の痛み　関節の腫れ	
皮膚の症状	ない　発赤／発疹	

●基礎疾患，既往歴，生活歴など

治療中の病気	ない　呼吸器疾患　腎疾患　脳の病気　整形外科の病気　耳鼻科疾患　糖尿病
または既往疾患	循環器疾患　癌
内服中の薬	ない　抗生物質　解熱鎮痛薬　　　　　　　　　　ワルファリン　抗血小板薬

●指導

☑　内服中の薬は，できればすべて持参してもらう．

発　熱 〈小児〉

　　　　　　　　　　年　　月　　日　　時　　分　[通報者] 家族, 他（　　　）

患者氏名＿＿＿＿＿＿＿＿＿＿＿＿＿＿＿　＿＿歳 [男 女]
主訴（相手の言葉で）＿＿＿＿＿＿＿＿＿＿＿＿＿＿＿＿＿＿＿＿＿＿

※生後3か月未満（とくに1か月未満）の発熱（38℃以上）は重症感染症の危険が高い.

発症	いつ頃から（　　）[分 / 時間 / 日] 前　　最高（　　）℃	41℃以上 ☎119
寒気, ふるえ	ない　軽い　強い　　解熱薬　使ってない　使って効果が（ない, あった）	
熱中症？	状況なし　暑い所にいた　激しい運動をした	☞81 熱中症

●全身状態, 関連症状

元気？	元気　元気がない　機嫌が悪い　※いつもと違って元気がないという場合は要注意	
意識障害	ない　いつもと違う　会話が変　興奮　もうろう　ウトウト　反応しない	あり ☎119
呼吸の異常	ない　呼吸が速い※　息苦しそう　ゼイゼイ　いびき　呼吸が弱い	あり ☎119
	※〜2か月 >60, 〜12か月 >50, 〜5歳 >40, 6歳以上 >30/ 分	
循環の異常	ない　手足が冷たい　冷汗	あり ☎119
脱水症状	ない　ぐったり　起き上がらない　泣き声が弱い　皮膚がカサカサ　尿が濃い / 少ない	
水分摂取	できる　不十分　全くできない（　　時間くらい）	
けいれん	ない　止まった　続いている	続いている ☎119
頭痛	ない　軽い　強い	腹痛, 腹満　ない　軽い　強い
吐き気, 嘔吐	ない　軽い　強い	下痢　ない　軽い　強い
せき	ない　軽い　強い	排尿時痛　ない　軽い　強い
鼻水	ない　軽い　多い	皮膚の症状　ない　発赤 / 発疹
耳痛, 耳漏	ない　軽い　強い	※症状は必要に応じて聞く　☞該当項目も参照

●基礎疾患, 既往歴, 生活歴など

治療中の病気または既往疾患	ない　心疾患　呼吸器疾患　腎疾患　肝疾患　癌　糖尿病
	これまで罹った感染症（　　　　　　　　　　　　）
内服中の薬	ない　ステロイド　抗癌剤　抗生剤　解熱鎮痛薬

●指導

- ☑ 震えのあるときは暖かくするが, 収まったら, 熱を放散しやすい涼しい服装にかえる.
- ☑ クーリングをする場合には, 脇下, 鼠径部が効果的. タオルなどでくるんだ保冷剤や, 濡らしてよく絞ったタオルなどを使用する. いやがったら無理にしない.
- ☑ 本人用に処方されている解熱剤があれば, 38.5℃以上を目安に使用してよい.
- ☑ 内服中の薬は, できればすべて持参してもらう.

1 発熱

1　「発熱」と「うつ熱」

- 「発熱」とは，脳にある体温調節中枢が何らか影響をうけた結果，身体がみずからの反応として，体温を正常よりも高いレベルに維持している状態である．一般に 37～37.9℃ を微熱，38℃以上を高熱という．原因疾患は多岐にわたる．
- 一方で，体温調節の中枢には問題がなくても，体内の熱産生に見合っただけの熱が放散されないと体温は上昇する．同じ高体温であっても，これを「うつ熱」とよんで「発熱」とは区別する．☞ 31 熱中症

2　発熱の原因疾患

感染症とそれ以外に大きく二分する．救急外来で経験する発熱患者の大部分は感染症によるものである．

❶ 感染症（細菌，ウイルスなど）

病変のある臓器ごとに特有な症状が出やすいので，それを参考に診断を進める．
[☞次ページ，4．感染性疾患の局所症状]

❷ 非感染性疾患

それぞれの疾患に特有な症状が出やすいので，それを参考に診断をすすめる．
たとえば，次のような疾患を念頭におく．
- 非感染性炎症性疾患…膠原病，血管炎，肉芽腫性疾患など
- 血液疾患…白血病，悪性リンパ腫，血栓性血小板減少性紫斑病（TTP）など
- 悪性腫瘍
- それ以外に，アレルギー疾患，内分泌疾患（たとえば甲状腺クリーゼ），急性中毒

3　重症度および緊急性

発熱自体は大きな問題ではない．むしろ，注意すべきは次の2つである．

①**全身状態**

寒気や震えが強い場合，嘔吐などで脱水症状が強い場合，ぐったりして元気がない場合，起き上がることもできないような場合などは，ただちに受診を勧める．もちろん，バイタルサインが悪い場合は緊急的である．

②**随伴症状**

重大な病気を見逃さないためには，随伴症状のチェックを怠ってはいけない．たとえば，頭痛や腹痛が強いときは，そちらの問診票に移って再考すべきである．

4 感染性疾患の局所症状

部　位	代表的疾患	症　状
中枢神経	髄膜炎，脳炎	頭痛，項部硬直，けいれん
耳	中耳炎	耳痛，耳漏，耳閉感，耳鳴り
副鼻腔	副鼻腔炎	圧痛，鼻汁，鼻出血，頭痛
口腔	扁桃炎	咽頭痛，嚥下痛
呼吸器	気管支炎，肺炎	咳，痰，呼吸困難，胸痛
心臓	心筋炎，心膜炎	胸痛，動悸，息切れ，不整脈
消化器	腸炎，胆嚢炎，膵炎	吐き気／嘔吐，腹痛，便秘，下痢，血便，黄疸
泌尿器	腎盂炎，前立腺炎，副睾丸炎	残尿感，頻尿，排尿痛，血尿，混濁尿，圧痛
女性生殖器	骨盤腹膜炎，腟炎	異常分泌
四肢	関節炎，骨髄炎，静脈炎，リンパ管炎	痛み，腫脹，関節の腫れ

5 小児と発熱

- 小児の救急疾患のなかで最も多いのは，発熱の訴えである．高体温自体が直ちに生命の危機につながるケースはめったにないが，発熱は様々な急性疾患の初期徴候として重要である．
- 小児の発熱疾患の大部分は，家庭で適切に手当てすれば自然に治ってしまうものだが，保護者が子供の熱発にいだく不安も理解してやらなければならない．
- 小児の体温は，成人と比べて次のような特徴がある．
  ①環境温に左右されやすい
    体重当たりの体表面積が成人に比べて大きいので，熱の放散による影響をうけやすい．つまり，環境温の変化や衣類の着せ方しだいで，容易に低体温にも高体温にもなる．したがって，「発熱」のときであっても「うつ熱」の要素が加わることに注意しなければならない．☞31 熱中症
  ②啼泣，哺乳などの動作によっても体温の上昇がみられる．
  ③日内リズム（朝に最も低く，夕に最も高くなる）が明確にみられる．

6 小児の発熱…原因疾患

感染症とそれ以外に大きく二分するが，小児においても成人と同様に感染症によるものが圧倒的に多い．

❶ 感染症（細菌，ウイルスなど）

- 小児の急性感染症の7～8割はウイルス感染症で，その多くは季節性の流行がある．症状と流行の状況とをあわせて考えると，概ね見当がつく．つまり，現病歴を聞いただ

けで診断があたる確率が高い．
① 初冬から春にかけて，乳幼児にRSウイルスによる細気管支炎が流行する（喘鳴を伴うことが多い）．
② 初冬から春にかけて，嘔吐下痢症と呼ばれるロタウイルス，ノロウイルスによる胃腸炎も流行する．
③ 冬には高熱を伴うインフルエンザが多い．
④ 3月〜6月にヒトメタニューモウイルスの気道感染症が増える．
⑤ 夏にはコクサッキーウイルス，エコーウイルスなどによる夏かぜ症候群が流行し，無菌性髄膜炎を伴うことがある．
⑥ 季節を問わず頻度が高いのは，普通の感冒，溶連菌感染症，マイコプラズマ感染症，乳幼児の突発性発疹などである．

・細菌感染では，病変のある臓器ごとに特有の症状が出やすいため，それを参考に診断をすすめる．[☞前ページ，4．感染性疾患の局所症状]
ただし，もの言わぬ乳児では特異的な症状を見つけにくいので要注意．

② 非感染性疾患

・小児では成人とちがって，脱水による発熱，けいれん重積のような脳由来の発熱，あるいは，川崎病，予防接種後，悪性腫瘍（白血病など）による発熱にも注意する．
・「うつ熱」にも注意
炎天下での運動や，乳幼児の車内放置などによる熱中症は珍しくない．さらに，発熱した児に厚着をさせてしまい，うつ熱の要素を加えることで，さらに体温を上昇させるケースも非常に多い．

7 小児の発熱…年齢と疾患

・3か月未満は要注意

生後4〜5か月までの乳児は，母体からの移行免疫があるため感染症にはかかりにくい．したがって，3か月未満（特に1か月未満）の児が発熱したら，重大な感染性疾患が存在する可能性がある．特に，この年代に比較的多い尿路感染症，髄膜炎，敗血症などであっても，特異的な症状を見つけにくいため注意が必要である．

・5か月〜1歳前後

5か月から1歳前後までの児で，生まれて初めての高熱で他の症状に乏しければ突発性発疹が最も考えられる．

・1歳〜

1歳以降になると，呼吸器疾患が圧倒的に多くなる．つまり，鼻汁，咳などの上気道炎症状を伴うかぜ症候群である．喉の痛み，咽頭の発赤が強い場合はアデノウイルス感染症あるいは溶連菌感染症の可能性が高い．とくに後者は3歳以降に好発する．

8　小児の発熱…問診のポイント

- **バイタルサイン**

  重症度は，おもにバイタルサインの異常（意識障害，けいれん，呼吸障害など）から判定する．もの言わぬ乳幼児では，顔色の異常（蒼白，チアノーゼなど），四肢の緊張低下，泣き声が弱々しいなどの漠然とした症状でしかわからないことが多い．

- **随伴症状も重要**

  咳・喘鳴などの呼吸器症状，嘔吐・下痢などの消化器症状，痛み（頭痛・腹痛など）である．ただし，乳幼児では痛みがあっても言葉にできないため，不機嫌や啼泣としてしか表現されないことが多い．

COLUMN　｜　第六感

　電話では，直接相手をみることができません．会話だけで緊急性の有無を判断するには，コミュニケーション能力や問診力，アセスメント能力などが必要です．電話では緊急度の判断が難しいケースもあります．そんな時は勘を働かせます．勘は経験から養われるものであり，経験豊かな看護師はそれで変化を察知することがあります．何かがおかしいと感じているが，何がおかしいかと聞かれても言葉で表現できない．おそらく，電話で伝えられる訴えの内容だけでなく，声のトーンや言い方などから電話先の情景を浮かべ判断しているのだと思います．

2 頭痛

　　　　　　　　　　年　月　日　　時　分　[通報者] 本人, 家族, 他(　　　)
　　患者氏名_____　____歳 [男　女]
　　主訴（相手の言葉で）_____

発症	いつ頃から（　　　　）[分 / 時間 / 日] 前	
	突然？　明確でない　発症時刻が明確　突然ガーンと	突然 ☎119
性質		経験のないヒドサ / いつもの頭痛と違う ☎119
頭痛の既往	ない　頭痛もち [診断不明 / 片頭痛 / 群発頭痛 / 筋緊張性頭痛　　　]	
	鎮痛薬は？[飲んでない, 飲んだ（改善しない, 少し改善）]	

●全身状態, 関連症状

呼吸の異常	ない　呼吸が速い*　息苦しい　息切れ　ゼイゼイ　いびき　呼吸が弱い	あり ☎119
	※〜2か月 >60, 〜12か月 >50, 〜5歳 >40, 6歳以上 >30/分	
循環の異常	ない　手足が冷たい　冷汗	あり ☎119
意識障害	ない　いつもと違う　会話が変　興奮　もうろう　眠りこける　反応しない	あり ☎119
吐き気, 嘔吐	ない　軽い　強い	強い ☎119
運動麻痺	ない　手足の動きが悪い / 力が入りにくい（部位：　　　　）	あり ☎119
言語障害	ない　ろれつがまわらない　しゃべりにくい　話さない	あり ☎119
けいれん	ない　ある	あり ☎119
めまい, ふらつき	ない　ある	あり ☎119
視覚の異常	ない　眼がかすむ　見え方がおかしい　二重に見える	あり ☎119
発熱	ない　ありそう（未測定）　ある（　　）℃（　　）日前から	

●基礎疾患, 既往歴, 生活歴など

外傷の既往	ない　最近頭をぶつけた
治療中の病気または既往疾患	ない　脳の病気　心血管の病気　緑内障　耳鼻科疾患
内服中の薬	ない　鎮痛薬　　　　　　　　　　　　ワルファリン　抗血小板薬

●指導

- ☑ 頭痛に応急処置は必要ない.
- ☑ 付随しておこる神経症状に注意する.
- ☑ 慢性頭痛の可能性が高ければ, 手持ちの治療薬を使用してから受診してよい.
- ☑ 内服中の薬は, できればすべて持参してもらう.

1 急性頭痛と，反復する慢性頭痛を区別する

かぜで熱があったり，あるいは虫歯が痛んだりすると，頭痛がおこる．このように原因疾患が別にあるものを，二次性頭痛（急性頭痛）とよぶ．他方で，原因疾患なく頭痛を繰り返す一次性頭痛（慢性頭痛）がある．緊急に対処すべき病気は前者に含まれる．これを見落とさないために，「慢性頭痛の診療ガイドライン」（日本神経学会・日本頭痛学会，2013）では以下の9項目を特に要注意としている．

- 突然の頭痛
- 今まで経験したことがない頭痛
- いつもと様子の異なる頭痛
- 程度と頻度が増していく頭痛
- 50歳以降に初発の頭痛
- 神経脱落症状を有する頭痛
- 癌や免疫不全の病態を有する患者の頭痛
- 精神症状を有する患者の頭痛
- 発熱・項部硬直・髄膜刺激症状を有する頭痛

国際頭痛分類 第3版（2013）

Ⅰ．一次性頭痛
 1　片頭痛
 2　緊張型頭痛
 3　群発頭痛，その他の三叉神経・自律神経性頭痛
 4　その他の一次性頭痛

Ⅱ．二次性頭痛…（カッコ内に主な原因疾患を記す）
 5　頭頸部外傷
 6　頭頸部血管障害（脳卒中，未破裂血管奇形，動脈炎，動脈解離，脳静脈血栓など）
 7　非血管性頭蓋内疾患（頭蓋内圧亢進，低髄液圧，脳腫瘍，てんかんなど）
 8　物質またはその離脱（さまざまな薬物，毒物）
 9　感染症（頭蓋内感染症，全身感染症，HIV/AIDS）
 10　ホメオスターシスの障害（低酸素血症，高炭素ガス血症，透析頭痛，高血圧など）
 11　頭蓋骨，頸，眼，耳，鼻，副鼻腔，歯，口あるいはその他の顔面・頭蓋の構成組織の障害
 12　精神疾患

Ⅲ．頭部神経痛，中枢性・一次性顔面痛およびその他の頭痛
 13　頭部神経痛，中枢性顔面痛（三叉神経痛，舌咽神経痛，後頭神経痛，帯状疱疹など）
 14　その他の頭痛，頭部神経痛，中枢性あるいは原発性顔面痛…分類不能を意味する

2 緊急性の高い病気

頭痛の原因疾患によって緊急度をランク付けすると，以下のようになる．緊急的疾患を見逃さないためのポイントを次項3〜8に述べる．

最も急ぐ	くも膜下出血，他の脳血管障害（脳出血／梗塞など），脳炎／髄膜炎
急ぐ	頭蓋内占拠性病変（脳腫瘍，慢性硬膜下血腫など），脳膿瘍，緑内障，側頭動脈炎（巨細胞性動脈炎），副鼻腔炎，高血圧性緊急症，一酸化炭素中毒
急がない	反復性頭痛（緊張型頭痛，片頭痛，群発頭痛），顎関節疾患，腰椎穿刺後の頭痛，三叉神経痛，帯状疱疹，発熱時の頭痛

3 突然におこった頭痛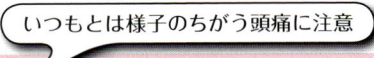

- 一般論として，痛みが突然おこるのは機械的な原因（裂ける，詰まる等）が多い．逆に，炎症のような化学的原因であれば，発症の時刻は漠然としていることが多い．
- くも膜下出血は「ガンと頭を殴られたような」頭痛で発症する．発症時刻がピンポイントに特定できるなら，脳血管障害を疑う．

4 頭痛もちの患者さん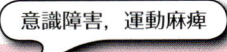

日頃から頭痛もちの人が頭痛を訴えても，いつもの繰り返しと軽く片づけてしまいがちである．たいていの場合はそれで間違いないのだが，患者が「今まで経験したことがないような起こり方である」とか「いつもとは様子がちがう」と言う場合は，脳血管障害にも注意する必要がある．

5 決定的な神経症状

中枢神経症状，特に神経脱落症状や巣症状は，脳の病気（脳血管障害，脳炎，脳腫瘍など）を強く示唆する．ごく軽微な症状でも見逃してはいけない．
- 全般的な症状…意識障害，精神症状，けいれん
- 大脳・脳幹の症状…言語障害，運動麻痺，感覚障害，視力や視野の障害
- 小脳・脳幹の症状…めまい，失調（ふらつき），悪心／嘔吐

6 眼科疾患は見落としやすい

失明につながる頭痛として，緑内障と側頭動脈炎（巨細胞性動脈炎）が有名である．視力や視野の障害があれば緑内障を疑ってみるが，脳血管障害の可能性もあるので簡単には区別できない．側頭動脈炎は側頭部の表在性拍動性の頭痛を主訴とする疾患である（電話で聞き出すのは難しいかもしれない）．

7 発熱は感染症を示唆する

風邪をひいて熱があるときに頭痛がするのは，珍しいことではない．しかし，発熱を伴う感冒様症状があるうえに，意識障害あるいはけいれんが加われば，脳炎の疑いが強くなる．これは最も怖い病気のひとつである．それ以外でも，副鼻腔，中耳／内耳，歯槽などの化膿性炎症のとき，発熱を伴った強い頭痛が生じる．ただし，これらはCTを撮れば診断できる．

8 頭部外傷の既往

数週〜3か月前の頭部外傷は，たとえ軽微なものでも，中年以上とくに高齢者では慢性硬膜下血腫の原因になることがある．

9 慢性頭痛

慢性頭痛の大部分は生命にかかわることはないので，ERでは対症療法を行い，専門外来を紹介することになる．

慢性頭痛の問診チェックポイント （ADITUS Japan 慢性頭痛問診票より）

	典型的な片頭痛の特徴	典型的な緊張型頭痛の特徴	典型的な群発頭痛の特徴
頭痛の頻度	発作的に月に2〜3度	持続的に1週間から10日以上続く（多い時には15日以上続く）	1年間に1〜2回群発する（1回数週間にわたって毎日1〜2回起こる）
1回の頭痛の持続時間	4時間から3日間	1日中	3時間以内
よく起こる時間帯	決まっていない	決まっていない（夕方にひどくなることがある）	決まっている（夜間や早朝に痛む）
痛む場所	片側が多い	・後頭部から首筋，こめかみ ・肩凝りを伴うことが多い	ほとんど片側（眼の奥が痛む）
痛みの特徴	「ズキンズキン」「ズキズキ」「ドクドク」等と脈打つように頭が痛い	・頭に輪っかをはめられてギューっと締め付けられるように痛い ・肩から頭にかけて，凝ったように痛い ・だらだらと痛みが持続する	「突き刺さるような」「えぐられるような」「焼けるような」激しい痛み
痛みの程度	・ひどい時には寝込む，何もできない ・じっとしていたい	我慢できる（仕事，家事などはなんとかできる）	・じっとしていられない ・頭をかかえて転げまわる
発症タイミングと程度の変化	・走ったり，階段の昇り降りなどすると，頭痛が余計にひどくなる ・生理（月経）の間・前後に頭が痛くなることが多い ・入浴すると痛くなる ・ほっとした時（例えば週末等）	会社や家庭で一定の姿勢で作業を持続した場合に起こる	群発期間中にお酒を飲むと起こる
頭痛以外の特徴的症状	・吐き気，嘔吐 ・音や光に敏感になる ・目の前に光がチカチカ出たり，文字がみえにくくなったりする	肩や首筋の凝り	・痛みのある方の眼から涙がでる，充血する ・鼻汁，鼻づまりがある ・顔面紅潮
その他の特徴	家族歴が多い・若年から中年	家族歴が少ない・若年から高年	家族歴が少ない・中高年

この問診票は慢性頭痛の患者に対し，そのタイプを鑑別するためのものである．[監修：東京女子医科大学名誉教授 岩田 誠]

3 胸　痛

　　　　　　　　　　　　年　　月　　日　　時　　分　[通報者] 本人，家族，他（　　　）
　　　　　　　　　患者氏名＿＿＿＿＿＿＿＿＿＿＿＿＿＿＿　＿＿＿歳　[男　女]
　　　　　　　　　主訴（相手の言葉で）＿＿＿＿＿＿＿＿＿＿＿＿＿＿＿＿＿＿＿＿＿

発症	いつ頃から（　　　）[分 / 時間 / 日] 前　　　　　　突然に　徐々に
きっかけ	何をしている時　安静時　労作時（　　　　　　　　　　　　　　）
部位	左胸　真ん中　右胸　　　　　　　　　　　　　　　　範囲　漠然 / 明確
性質	締めつけられる　圧迫感　モヤモヤした不快感　胸が裂けるような　移動する激しい痛み
	(どれかひとつでもあれば　☎119)
安静時痛	ない　安静にすると軽くなる　じっとしていても痛い
増悪因子	ない　呼吸運動　咳込み　触れる / 押す
	(前胸部の強い痛みや不快感が突然おこり，安静にしても5分間以上続いている　☎119)
放散	ない　下顎　頸部　腕　肩甲骨　背中
最近の外傷	ない　胸部を打撲した
胸痛の既往	ない　同じ症状が過去にあった

●全身状態，関連症状

呼吸の異常	ない　呼吸が速い*　息苦しい　息切れ　ゼイゼイ　いびき　呼吸が弱い　　あり ☎119
	※ 〜2か月>60，〜12か月>50，〜5歳>40，6歳以上>30/ 分
循環の異常	ない　手足が冷たい　冷汗　頻脈（>120）　徐脈（<40）　　あり ☎119
失神，めまい	ない　意識を失った　めまい / 立ちくらみ　起き上がれない　　あり ☎119
動悸，不整脈	ない　ドキドキする　脈が乱れる　脈がとぶ　　あり ☎119
吐き気，嘔吐	ない　ある（胸痛とほぼ同時に生じた）　　あり ☎119
咳，痰	ない　ある [咳 / 黄色い痰 / 血痰]　　血痰 ☎119
浮腫	ない　最近急に [足 / 顔] がむくむようになった
発熱	ない　ありそう（未測定）　ある（　　　）℃（　　　）日前から
長時間座位	ない　長時間すわっていた　旅行の直後

●基礎疾患，既往歴，生活歴など

治療中の病気	ない　心筋梗塞　狭心症　不整脈　心不全　高血圧　糖尿病　高脂血症
または既往疾患	慢性腎不全　気管支喘息　COPD　気胸
内服中の薬	ない　降圧薬　ピル　　　　　　　　　　　　　ワルファリン　抗血小板薬

●指導

☑　内服中の薬は，できればすべて持参してもらう．

1 胸痛をおこす臓器や組織はたくさんある．

胸痛というと，すぐに心臓のことを考えがちであるが，その原因となる疾患には胸腔内や縦隔の臓器のほかに，胸壁や胸膜，さらに上腹部に存在する臓器まで含まれる．

	代表的な疾患	痛みの部位，特徴
①狭心痛	狭心症，急性心筋梗塞	正中に近い
②縦隔の臓器から	大動脈の解離，心膜炎，食道疾患など	安静にしていても痛む 体動や呼吸で増悪しない
③胸膜の痛み	肺塞栓症	②と③の中間
	胸膜炎，肺炎，気胸，外傷など	左右どちらかに偏在しやすい 体動や呼吸により増悪する
④胸壁，脊柱周囲から	肋骨，筋，筋膜の炎症や外傷	
⑤表在組織の痛み	乳腺の疾患，帯状疱疹など	痛みの範囲は限定される 触れると増悪する
⑥上腹部の臓器から	胃，肝胆膵，結腸などの炎症性疾患	上腹部にも所見がある

2 胸痛の緊急性

治療を急ぐ疾患と，そうでない疾患がある．

	突然の発症	徐々に発症
非常に急ぐ	急性心筋梗塞 肺塞栓症 急性大動脈解離 緊張性気胸	特発性食道破裂
急ぐ	狭心症 気胸 消化管穿孔 胆石症の疝痛	心筋炎，心膜炎，縦隔炎 肺炎，胸膜炎 胃・十二指腸潰瘍 急性膵炎，急性胆嚢炎
急がない	パニック障害 不安障害	逆流性食道炎 気づかない打撲や肋骨骨折 帯状疱疹，乳腺炎 パニック障害，不安障害

3 胸痛に関する問診のポイント

❶ 発症は突然か，徐々にか

突然に発症した胸痛には，緊急性の高いものが多い．

❷ 瞬間的か，持続的か

狭心症の痛みは数分間しか続かないことが多いが，それ以外の緊急的な疾患の胸痛が短時間で消えることはまずない．通常，20分間を目処に，それ以上持続する胸痛は緊急

③ 部位と放散

乳腺や皮膚のような表在組織の疾患，あるいは，胸壁や胸腔の病気であれば，痛みは病変のある左右のどちらかに偏って現れることが多い．

④ 呼吸運動や体動によって，痛みは増悪するか

胸壁に病巣があったり胸膜の刺激痛がある場合は，呼吸運動で痛みが強くなり，特に咳をするとひびいて我慢できないことが多い．上半身の体動も，そうした種類の痛みに対して増悪因子になりやすい．

⑤ 痛い場所に触れたり圧迫すると，痛みは増悪するか

表在組織や胸壁の疾患（たとえば肋骨の損傷など）であれば，その場所に触れたり押したりすると痛みは増悪する．

⑥ 弱い胸痛なら安心というわけではない

胸痛の程度は聴取しなければならない．持続する強い胸痛は危険なサインである．ただし，弱い胸痛なら安心かと言うと，必ずしもそうではない．たとえば，高齢者や糖尿病患者に急性冠症候群が発病したときは，典型的な狭心痛を伴わない例が20〜30％も存在する．軽い胸部不快感や肩凝りのような非典型的な痛みでも，安心はできない．

胸痛の問診例

O 仕事中の昼前，胸のあたりが何となくおかしくなり，数分で強い痛みになった．
P 深呼吸したり，胸壁に触れたり叩いても，痛みは変わらない．
Q 鈍い絞扼感，胸苦しい感じ．
R 前胸部／胸骨裏面の痛みで，左肩へ放散する．
S かなり強い（10段階スケールで8）．
T 20分間以上，ほとんど変わりなく持続している．今の痛みと性質は似ているが，もっと軽い胸痛が最近1か月で2回あった（数分間で消えたため放置した）．

☞「痛みの問診法」(☞ p.130)を参照

4 随伴症状や既往歴

① 急性呼吸不全は？ 急性循環不全は？

〔まず「ABC」のチェック〕

胸痛を訴える疾患には，心大血管や肺が直接に影響をうける場合があるため，まず「呼吸」と「循環」の障害がないか確認する．

- 呼吸困難を伴っているときは，肺塞栓症や緊張性気胸，急性心不全のような超緊急的疾患の可能性を考えておく．特に，起座呼吸があればうっ血性心不全を疑う．
☞ 12 呼吸困難
- 喘鳴や痰が多いときも，肺うっ血（心不全）の可能性を考えておく．
- 低血圧やショックの徴候（冷汗，顔面蒼白），吐き気／嘔吐を伴っている場合は緊急性の高い疾患を示唆する．
- 失神があれば，心大血管系の疾患である可能性が強い．☞ 6 失神
- 動悸や不整脈を伴っていると，心疾患である可能性がかなり高い．

❷ 既往歴，生活歴

動脈硬化のリスク因子を多くもつ患者ほど，心血管系の緊急症が発症する危険は高くなる．重要なものをあげると
- 心疾患や脳血管障害の既往
- 高血圧
- 糖尿病
- その他，高脂血症，肥満，喫煙，高齢など

COLUMN　伝言ゲームは間違いの元

　電話をかけてくる人が患者とは限りません．こちらの質問に対し，その都度電話口を離れ確認して伝えて下さるということがありました．人を介すると情報が正確に伝わらないことは日常でも珍しくありません．医療者が望む情報が非医療者を介すると伝わらない場合もあります．そんな場合は電話を代わってもらうようお願いし，患者本人と話しましょう．そうすれば，短時間でこちらが望む情報を得ることができます．もちろん，しんどい体で電話応対してくださった患者さんに労いの言葉をかけるのをお忘れなく．

4 腹　痛〈成人〉

　　　　　　　　　　　　　　　年　　月　　日　　時　　分　[通報者] 本人, 家族, 他（　　　）
　　　　　　　　患者氏名＿＿＿＿＿＿＿＿＿＿＿＿＿＿＿＿　＿＿＿歳 [男　女]
　　　　　　　　主訴（相手の言葉で）＿＿＿＿＿＿＿＿＿＿＿＿＿＿＿＿＿＿＿＿＿

発症	いつ頃から（　　　）[分 / 時間 / 日] 前	突然に　徐々に
部位	右 / 真ん中 / 左　　上腹部 / 臍の周囲 / 下腹部	**範囲** 漠然 / 明確
性質	ジンワリ　重苦しい　キリキリ　周期的 / 持続的	(突然発症の強い腹痛が持続　☎119)
胸痛, 背部痛	ない　軽い　強い	(持続する強い胸痛, 背部痛　☎119)
タイミングなど	食事と関連（食後に強い / 食事で緩和）　生理痛　慢性的にある	

●全身状態, 関連症状

呼吸の異常	ない　呼吸が速い（>30/分）　息苦しい　息切れ　ゼイゼイ　いびき　呼吸が弱い	(あり ☎119)
循環の異常	ない　手足が冷たい　冷汗	(あり ☎119)
意識障害	ない　いつもと違う　会話が変　興奮　もうろう　眠りこける　反応しない	(あり ☎119)
吐き気, 嘔吐	ない　軽い　強い（食物残渣　胃液　血液　糞臭）	(吐血 ☎119)
腹がはる	ない　ある　悪化する傾向　　　　　　　　　便秘　ない（　）日間排便なし	
下痢	ない　軽い　強い（水様 / 粘液 / 粘血便 / 血便 / タール）	(血便, タール便 ☎119)
鼠径部	異常ない　膨れている　ヘルニアが出て戻らない	
尿（排尿）	異常ない　血尿　頻尿　残尿感	
[男] 陰嚢	異常ない　陰嚢が腫れている	
[女] 生理	異常ない　閉経後　生理中　不順　生理が遅れている　妊娠（　）週　不正出血	
黄疸	ない　ある	
発熱	ない　ありそう（未測定）　ある（　　　）℃（　　　）日前から	

●基礎疾患, 既往歴, 生活歴など

治療中の病気	ない　消化器疾患
または**既往疾患**	その他の腹部疾患　開腹手術歴　癌
内服中の薬	ない　鎮痛薬　　　　　　　　　　　　　　　　　ワルファリン　抗血小板薬
身近に類似症状の人？	いない　いる（誰：　　　　　　　　　　　　　　　　　　　　　　　　）

●指導

- ☑ すぐに受診してもらう場合は，経口摂取をしないで来院するよう指導する．
- ☑ 内服中の薬は，できればすべて持参してもらう．

腹　痛 〈小児〉

　　　　　　　　　　　年　　月　　日　　時　　分　［通報者］本人，家族，他（　　　　）

患者氏名＿＿＿＿＿＿＿＿＿＿＿＿＿＿＿＿＿　＿＿＿歳　［ 男　女 ］
主訴（相手の言葉で）＿＿＿＿＿＿＿＿＿＿＿＿＿＿＿＿＿＿＿＿＿＿＿

発症	いつ頃から（　　　）［分／時間／日］前　　　　　　　　　突然に　徐々に
性質，程度	軽い　強い　次第に強くなっている　良くなったり悪くなったりの繰り返し
	お腹にさわると痛がる　痛がって歩かない
部位	右／真ん中／左　　上腹部／臍の周囲／下腹部　　　　**範囲**　漠然／明確

●全身状態，関連症状

元気？	元気　元気がない　ぐったりしている　激しく泣く　機嫌が悪い
	※いつもと違って元気がないという場合は要注意
呼吸の異常	ない　呼吸が速い※　息苦しい　息切れ　ゼイゼイ　いびき　呼吸が弱い　　〔あり☎119〕
	※～2か月＞60，～12か月＞50，～5歳＞40，6歳以上＞30／分
循環の異常	ない　手足が冷たい　冷汗　　　　　　　　　　　　　　　　　〔あり☎119〕
意識障害	ない　いつもと違う　会話が変　興奮　もうろう　眠りこける　反応しない　〔あり☎119〕
吐き気，嘔吐	ない　軽い　強い（食物残渣　胃液　血液　糞臭）　　　　　　〔吐血☎119〕
腹がはる	ない　ある　悪化する傾向　　　　　**便秘**　ない（　　）日間排便なし
下痢	ない　軽い　強い（水様／粘液／粘血便／血便／タール）　〔血便，タール便☎119〕
鼠径部	異常ない　（右，左）が膨れている／ヘルニアが出ている
尿（排尿）	異常ない　血尿　排尿時痛　頻尿　残尿感
［男］陰嚢	異常ない　陰嚢が腫れている　陰嚢に触れると痛がる　　　　〔陰嚢腫脹☎119〕
［女］生理	初潮前　異常ない　生理中　生理が遅れている
発熱	ない　ありそう（未測定）　ある（　　）℃（　　）日前から

●基礎疾患，既往歴，生活歴など

治療中の病気	ない　消化器疾患
または既往疾患	その他の腹部疾患　開腹手術歴
内服中の薬	ない
身近に類似症状の人？	いない　いる（誰：　　　　　　　　　　　　　）

●指導

☑　すぐに受診してもらう場合は，経口摂取をしないで来院するよう指導する．
☑　内服中の薬は，できればすべて持参してもらう．

1 腹痛の原因疾患

❶ 腹部の疾患から生じる場合

・腹痛の部位は，原因となる臓器に関連していることが多い．

【右上】
肝疾患
胆道系疾患

【上腹部】
胃・十二指腸疾患
（潰瘍，胃炎，アニサキス症）
急性膵炎
急性虫垂炎の初期

【左上】
脾疾患

【右の半ば】
腎疾患
尿管結石

【臍の周囲から左右の広い範囲】
腹部大動脈瘤
イレウス，腸管虚血，急性腸炎
炎症性腸疾患，過敏性腸症候群
結腸憩室炎

【左の半ば】
腎疾患
尿管結石

【右下】
急性虫垂炎

【下腹部の真ん中または左右どちらか】
卵巣疾患，子宮外妊娠，子宮内膜症，月経困難症，骨盤内炎症性疾患

❷ 腹痛は，腹部以外の疾患からも生じる

・胸部疾患（急性心筋梗塞，肺炎，肺塞栓症など）や縦隔疾患（食道疾患，大動脈解離など）でも，患者は腹痛を訴えることがある．問診が腹部に集中しすぎると見落とすので，胸痛や背部痛についても問う．

・全身的な疾患から腹痛を生じる場合もある．たとえば，よく知られているのは糖尿病性ケトアシドーシス，尿毒症，ポルフィリン症，SLE，アルコール性ケトアシドーシス，急性中毒（ヒ素，鉛のような重金属，メタノール）など．

2 緊急性が高い腹痛疾患

超緊急	動脈病変…動脈瘤の破裂や大動脈解離，腸間膜動脈閉塞など．
	腹腔内や消化管内への大出血．
準緊急	緊急開腹手術の必要な外科的急性腹症…たとえば，腸管の虚血（絞扼性イレウス），消化管穿孔，腹腔内膿瘍，卵巣腫瘍捻転など．

3 診断の手がかり

腹痛の原因疾患は非常に多いだけでなく，重症度や緊急性の幅も広い．ある程度まで疾患の目星を付けないと，診療の方向性が定まらない．

❶ 痛みの部位から

- 臓器と痛みの部位は関連する．☞前ページの図を参照
- 上腹部痛に始まり，徐々に右下腹部に移行して増強→ 急性虫垂炎

❷ 痛みの性質から

急激に発症した激痛	臓器の破裂や穿孔，血管の閉塞，結石の嵌頓
最初は軽微だが，次第に増強する	臓器の炎症
発作的，間欠的	結石，イレウス
持続的で，咳をしたり歩いたりするとひびく	腹膜炎，膵炎，胆囊炎
激しい背部痛や腰痛	大動脈瘤（解離，切迫破裂），腎結石，尿管結石

❸ 発症のタイミングから

食後	胃潰瘍
空腹時	十二指腸潰瘍
脂肪食摂取後	胆石症
過食や飲酒後	急性膵炎
刺身，シメサバなどの生魚の摂取後	アニサキス症

❹ 腹痛以外の消化器症状から

嘔吐＋排便排ガスの途絶	イレウス
血便	高齢者の虚血性腸炎，乳幼児の腸重積
タール便	胃十二指腸潰瘍など上部消化管出血
下痢＋粘血便	細菌性腸炎

❺ 消化器以外の随伴症状から

血尿	尿管結石，尿路感染症
黄疸	肝疾患，胆道疾患
発熱	骨盤内炎症，腹膜炎，腹腔内膿瘍，感染性腸炎

❻ 妊娠？電話では難しいかもしれないが…

最終月経を確認し，女性であれば常に可能性を念頭においておく．

❼ 食中毒の可能性は？　☞27 食中毒，15 下痢

食中毒の大部分は急性胃腸炎の症状（吐き気，腹痛，下痢）と発熱を伴うが，それだけから食中毒と診断するのは困難であり，集団発生のような疫学的情報がほしい．

4　小児の腹痛…成人とはちがったアプローチが必要である．

❶ 言葉で「腹痛」を訴えるとは限らない

- 乳児（2歳未満）は自分で腹痛を訴えることができない．多くの場合，「機嫌が悪い」とか「食べたがらない」，「吐く」，「下痢をした」といった症状から気付く．それを「お腹が痛そうだ」と翻訳するのは親であるが，その判断は当てにならないこともある．
- 幼児はしばしば「お腹が痛い」と訴えるが，言語能力が未発達のために十分な表現は期待できない．痛みが強いと激しく泣くだけで，かえって言葉に出さないこともある．
- したがって，乳幼児では腹痛自体のことよりも，全身状態とか随伴症状（お腹の腫れ，便通など）のように，外見から分かることに重点を置いて問診する．

❷ 年齢によって，原因疾患が大きく異なる

	乳児期（2歳未満）	幼児期（2歳〜小学校低学年）	小学生〜思春期
急性の腹痛	感染性胃腸炎 腸重積 鼠径ヘルニアの嵌頓 腸回転異常症 先天性胆道拡張症 メッケル憩室症 尿路感染症 肺炎，上気道炎	感染性胃腸炎 尿路感染症 急性虫垂炎 消化性潰瘍 腸重積 先天性胆道拡張症 （男）精巣捻転 肺炎，上気道炎 アレルギー性紫斑病 糖尿病性ケトアシドーシス 外傷，虐待	感染性胃腸炎 急性虫垂炎 尿路感染症 尿路結石 消化性潰瘍 炎症性腸疾患 膵炎，胆嚢炎 （女）卵巣嚢腫茎捻転 　　　骨盤内感染症 　　　子宮外妊娠 （男）精巣上体炎，精巣捻転 肺炎，上気道炎 アレルギー性紫斑病 糖尿病性ケトアシドーシス 外傷，虐待
腹痛を繰り返しやすい病気	便秘 乳児疝痛（三か月コリック） 牛乳アレルギー	便秘 反復性臍疝痛 周期性嘔吐症	便秘 起立性調節障害 心因性腹痛 生理痛 過敏性大腸症候群 炎症性腸疾患

5　小児の腹痛…救急外来で，特に注意すべき疾患

❶ 感染性胃腸炎（急性胃腸炎）…全年齢層

- ウイルス性がもっとも多い（ロタウイルス，ノロウイルスなど様々）．細菌感染は主に食

中毒として発症する． ☞ 27 食中毒

> 他疾患との鑑別を慎重に

- 主症状は腹痛，下痢，吐き気（嘔吐）の3つ．
- どの年齢層にも頻度が高い疾患であるため，安易に本症と診断しがちだが，重篤な急性腹症でも発症早期には急性胃腸炎と似たような病像を示す．いったん本症と診断しても，重症化のサインを見逃さないよう経過観察が欠かせない．

❷ 急性虫垂炎…幼児～思春期

> 虫垂炎は常に鑑別疾患に

- 小学生以上には，よくみる病気である（もちろん，大人も含めて）．
  幼児期（6歳未満）の急性虫垂炎は珍しくないが，乳児（2歳未満）ではかなり稀である．
- 右下腹部に限局した圧痛が特徴的だが，発症早期は臍の周囲や上腹部に痛みを訴えるケースも少なくない．
- 幼児～小学校低学年では，年長児や大人に比べて問診や身体所見がとりにくいため，診断が遅れがちになる．また，穿孔から腹膜炎へ進展するのも速い．

❸ 腸重積症…おもに乳児（～幼児）

> 赤ん坊では要注意の疾患

- 生後4か月～2歳に多い．約80％が2歳未満で発症し，4歳を過ぎては珍しい．
- 大部分のケースは，腸管に器質的な病変はない．しかし，再発を繰り返す症例や2歳以上ではメッケル憩室，ポリープ，腸管重複症，悪性リンパ腫などの存在を疑っておく．
- 腸重積がおこると突然の腹痛で泣き出し，泣き止まなくて不機嫌な状態になる．間欠的腹痛，嘔吐，苺ゼリー状の粘血便が3徴である．
- 治療（注腸による整復）が遅れると重症化する．

❹ 鼠径ヘルニアの嵌頓…おもに乳児（～幼児）

- 小児の鼠径ヘルニアは先天性疾患である．腹腔内容が脱出して戻らなくなった状態を嵌頓とよび，1歳未満の赤ん坊におこりやすい．
- 嵌頓すると，突然不機嫌になったり，鼠径部の膨隆がいつもより硬くなったりする．時間がたつと嘔吐することもある．
- 嵌頓したあと短時間であれば，（手馴れた外科医か小児科医なら）指先で内容を押し戻すこともできるが，時間がたつと腸管が壊死するので緊急手術の適応となる．

❺ 泌尿器系，生殖器系

- 尿路感染症は，どの年齢層にもよく経験する．
- 男児で陰嚢が腫れて非常に痛くなる病気が2つある…精巣捻転症と精巣上体炎．
- 思春期の女児では，卵巣嚢腫茎捻転や骨盤内感染症，子宮外妊娠にも注意．

❻ 呼吸器疾患（肺炎や上気道炎）で腹痛を訴えるケースは，どの年齢層にもある．

5 腰痛，背部の痛み

　　　　　　　　　年　　月　　日　　時　　分　［通報者］本人，家族，他（　　　）
患者氏名＿＿＿＿＿＿＿＿＿＿＿＿＿＿＿＿＿＿＿＿＿＿　＿＿＿歳　［　男　女　］
主訴（相手の言葉で）＿＿＿＿＿＿＿＿＿＿＿＿＿＿＿＿＿＿＿＿＿＿＿＿＿＿＿＿＿
　　　　　　　　　　　　　　　　　　※腹痛や胸痛を伴うときは☞ 4「腹痛」3「胸痛」も参照

発症	いつ頃から（　　　　）［分／時間／日］前　　　　　　突然に　徐々に
誘因	ない　転倒　尻もち　重い物を持った　仕事　運動
部位	背〜腰　腰〜（大腿，下腿，足）　背部〜側腹部　＋腹痛　＋胸痛
性質，経過	鈍痛　しびれ　つっぱり
習慣的？	初めて　同じ経験あり　　　　　鎮痛薬の効果（飲んでない，飲んだ（効いた／効かない））

（激痛，歩行できない，移動する痛み，突然の背部痛，胸痛を合併　☎ 119）

●全身状態，関連症状

呼吸の異常	ない　呼吸が速い　息苦しい　息切れ　ゼイゼイ　いびき　呼吸が弱い	あり　☎ 119
循環の異常	ない　手足が冷たい　冷汗	あり　☎ 119
意識障害	ない　いつもと違う　会話が変　興奮　もうろう　眠りこける　反応しない	あり　☎ 119
下肢の麻痺	ない　動きが悪い　力が入らない　だるい　しびれる	急な悪化　☎ 119
尻のしびれ	ない　肛門／会陰がしびれる	急な悪化　☎ 119
失禁	ない　ある（尿／便）	あり　☎ 119
腹部の拍動	ない　拍動性の腫瘤がある	あり　☎ 119
排尿の異常	ない　頻尿　排尿痛　排尿困難　尿が赤い（血尿）	
発熱	ない　ありそう（未測定）　ある（　　　）℃（　　　）日前から	

●基礎疾患，既往歴，生活歴など

治療中の病気 または既往疾患	ない　癌　骨粗鬆症　心血管の疾患　腹部疾患　自己免疫疾患　糖尿病
内服中の薬	ない　解熱鎮痛薬　ステロイド　　　　　　ワルファリン　抗血小板薬

●指導

☑　急性腰痛症には筋緊張を取り除く姿勢が一般的によい．そのためには股関節や膝関節を屈曲して仰臥位や側臥位をとる．

☑　慢性痛は，手持ちの治療薬を使用して経過をみてからの受診でもよい．しかし，下記6項目から複数のリスク因子があったり，発熱を伴うときは，すぐ受診することを勧める．
　①免疫抑制（癌，自己免疫疾患，HIV，DM，移植後など），②痛み（激痛，我慢できない夜間痛，6週間以上続く），③アルコール多飲，④初発年齢（50歳以上，18歳以下），⑤体重減少，⑥妊娠の可能性

☑　内服中の薬は，できればすべて持参してもらう．

1　腰痛の原因疾患

❶ 腰椎および周囲組織

- 腰背部痛の原因の多くは，腰椎およびその周囲組織に由来する．なかでも，いわゆる「急性腰痛症」が約70％を占める．これは傍脊柱筋や筋膜から生じる痛みであり，使いすぎ（同じ動作を繰り返すこと）の結果としておこることが多い．したがって生活歴（運動歴，職業）が参考になる．
- 急性腰痛症自体の緊急性は低い．後記3以下に示す緊急疾患が否定され，全身状態や生活環境に問題がなければ，自宅での経過観察も可能である．

❷ 腹部臓器

- 頻度は低くなるが，腹部内臓に由来する腰背部痛には緊急性の高い病気がかなり多く含まれる．トリアージでは，これを見逃さないようにしたい．そのためには腰痛以外の随伴症状が参考になる．詳しくは ☞ ❹ 腹痛．

腰痛の原因疾患

機械的な腰椎疾患（97％）		非機械的な腰椎疾患（1％）		腹部臓器の疾患（2％）
急性腰痛症（いわゆる腰椎捻挫）	70％	腫瘍	0.7％	骨盤内疾患 　前立腺炎 　子宮内膜炎 　骨盤腹膜炎
椎間板，椎間関節の変性疾患 （多くは加齢性）	10％	感染 　骨髄炎 　硬膜外膿瘍など	0.01％	
椎間板ヘルニア	4％			泌尿器疾患 　結石 　腎盂腎炎 　腎周囲膿瘍
脊柱管狭窄症	3％	炎症性関節炎	0.3％	
脊椎圧迫骨折（骨粗鬆症による）	4％			腹部大動脈瘤
脊椎すべり症	2％			消化器疾患 　膵炎 　胆嚢炎 　消化性潰瘍
外傷による骨折	<1％			
先天性の脊椎疾患	<1％			

[Deyo Ra, Weinstein JN. Low back pain. N Engl J Med 2001; 344: 363-9]

2　痛みの性質，部位，経過など

- 腰の痛み，背中の痛み，脇腹の痛み，臀部の痛みなどもしばしば腰痛として表現される．したがって，部位や性質をもうすこし突っ込んで聞く必要がある．
- 急性腰痛症では，腰痛のほかに臀部から大腿，下腿，足背にまで痛みやしびれ，冷汗，つっぱりなどを伴うことがある．また，痛みが体位によって強くなったり軽くなったりすることが多い．

- 腹部内臓疾患からの痛みは急性腰痛症とはすこし違っており，部位や性質をきちんと尋ねると区別できる場合も多い．例えば，尿管結石の痛みは左右どちらかに限られた激しい痛みで，体位に影響されない．また，骨盤内疾患では下腹部の鈍痛も伴っていることが多い．
- 腰椎に関係する疾患では，慢性的に痛みがあるなかで急性増悪する場合が多い．同じような腰痛の経験や以前からの状態が参考になる．

3 大動脈疾患

1 大動脈解離 〔特徴的な痛み〕

- ①胸背部に痛みがあったり，②裂けるような耐えがたい痛みであったり，③最強部位が移動する痛みである場合は，大動脈解離の疑いがある．この疾患は緊急性がきわめて高いので，見逃してはいけない．
- 解離が下方へ進展する際に大動脈から直接分枝している脊髄動脈を閉塞すると，脊髄の虚血がおこり，下肢の麻痺（対麻痺，四肢麻痺，下肢の単麻痺などさまざま）が生じることがある． 〔ときに，運動麻痺も〕

2 腹部大動脈瘤

- この疾患は60歳以上の高齢者の腰痛では，必ず鑑別しておかねばならない．なぜなら，破裂を防ぐことができるか否かで，生命予後が大きく違うからである．破裂して来院した場合の死亡率は40〜80％，一方，未破裂の待機的手術の死亡率は4％にすぎない．したがって，疑いがあればすぐに受診することを勧める． 〔拍動性の腹部腫瘤〕

4 脊髄圧迫症候群 〔運動麻痺が進行する〕

- 進行性の麻痺を伴う腰痛はすべて緊急腰痛症である．すぐ整形外科にコンサルテーションをしなければならない．
- 脊柱の近くで神経が圧迫されると，麻痺（神経脱落症状）が出る．圧迫の原因はヘルニア，病巣の腫脹，血腫，膿瘍，骨折などさまざまであるが，すぐに除圧手術をしなければならないことが多いため，この症状が出た場合の緊急性は高い．

5 泌尿器科疾患

- 血尿や排尿時の症状があれば，泌尿器科疾患を疑う．
- 尿管結石の痛みは，分別のある大人が転げ回るほど耐えがたい激痛である．ただし，疾患自体の緊急性（危険性）は高くない．痛みの部位は，わきから側背部，腰部にかけて

が多いが，下腹部に移動することもある．
- その他に腎盂腎炎や腎膿瘍，泌尿器悪性腫瘍なども腰痛をおこす．

6 産婦人科疾患

- 妊娠可能年齢の女性では，必ず妊娠の可能性を考えること．典型的には下腹部痛が多いが，腰背部痛と訴える場合もある．子宮外妊娠の破裂は緊急性が高い．
- その他に子宮内膜炎，骨盤腹膜炎なども腰背部痛を訴える可能性がある．
- 性交歴などは家族が同席している場では言いにくいこともあり，注意が必要である．

7 脊椎・脊髄感染症

- 免疫機能の抑制された患者におこりやすい．手術などの緊急対処が必要になる．
- 比較的まれな病気であるが，脊髄硬膜外膿瘍の三徴があれば疑う．ただし，痛みに対して解熱鎮痛薬を使っていると発熱反応が抑制されてしまうので，発熱の有無は当てにならないことがある．

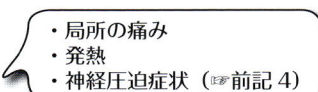
- 局所の痛み
- 発熱
- 神経圧迫症状（☞前記4）

8 腫瘍

- 比較的まれではあるが，悪性腫瘍も頭の片隅に置いておく．特に注意すべきは，①初発年齢が18歳以下または50歳以上，②全身倦怠感や発熱を伴う場合，③癌の既往がある場合，④6週間以上続く腰痛など．

9 骨折

軽微な外傷も要注意

- 明らかな外傷があれば誰でも骨折を疑う．しかし，転移癌などによる病的骨折や骨粗鬆症の場合では，わずかな外力でも骨折するから，患者本人でさえケガをしたと自覚していないケースもある．この点は注意したい．
- 高齢者が転倒して腰痛を訴えていたとき，じつは大腿骨の頸部骨折であったという例もよく経験するので，股関節の痛みにも留意する．

股関節の痛みは？

6 失神

　　　　　　　　　　年　月　日　時　分　[通報者] 本人, 家族, 他（　　）
　　　　　患者氏名＿＿＿＿＿＿＿＿＿＿＿＿＿＿＿＿　＿＿歳 [男　女]
　　　　　主訴（相手の言葉で）＿＿＿＿＿＿＿＿＿＿＿＿＿＿＿＿＿＿＿
　　　　　　　　　　　　　　※意識が回復していないときは ☞ 7 「意識障害」の項も参照

発症, 状況	いつ頃（　　　　）[分 / 時間 / 日] 前　何をしていたとき
今の意識	完全に回復した　受け答えできる　まだ普通ではない　返答しない　目も開けない

　　　　　　　　　　　　　　　意識が回復していない　☞応急処置　☎119

意識回復までの時間	1分未満　1～2分　2分以上　5分以上

●全身状態, 関連症状

呼吸の異常	ない　呼吸が速い※　息苦しい　息切れ　ゼイゼイ　いびき　呼吸が弱い	あり ☎119

　　　　　　　　　　　※ ～2か月>60, ～12か月>50, ～5歳>40, 6歳以上>30/分

循環の異常	ない　手足が冷たい　冷汗　頻脈（>120）　徐脈（<40）	あり ☎119
胸痛, 背部痛	ない　胸痛　背部痛　肩の痛み　頸部の痛み	あり ☎119
動悸	ない　ある	あり ☎119
頭痛	ない　軽い　強い	あり ☎119
運動麻痺	ない　手足の動きが悪い / 力が入りにくい（部位：　　）	あり ☎119
言語障害	ない　ろれつがまわらない　しゃべりにくい　話さない	あり ☎119
けいれん	ない　ある	あり ☎119
外傷の合併	ない　頭をうった　けがをした（　　　　　）から出血	あり ☎119

●基礎疾患, 既往歴, 生活歴など

同じような経験	ない　ある（いつ / 何回：　　　　　　　　　　　　　　　　）
治療中の病気 または既往疾患	ない　心筋梗塞 / 狭心症　肺塞栓症　心筋症　不整脈　高血圧 　　　　てんかん　貧血　糖尿病
内服中の薬	ない　降圧薬　向精神薬　DM治療薬　　　　ワルファリン　抗血小板薬

●指導

- ☑ 意識が回復するまで横向きに寝かせ（あるいは昏睡体位にして），気道の安全確保につとめる（気道を開くこと，誤嚥の防止）（☞ p.134）.
- ☑ 意識がもどっても，血圧が下がっていることがあるので，座らせたり立たせたりしない.
- ☑ 内服中の薬は，できればすべて持参してもらう.

1　失神の定義

　　　　　　　　　　一過性の全脳虚血 → 一過性の意識消失

- 失神（syncope シンコピー）とは
突然，一過性に脳への血流が減少して全脳虚血が生じたため，意識が短かい時間失われる現象をさす．たとえば，心臓の伝導ブロックのため10秒間ほど心拍が止まると意識を失う．ただし，心拍がすぐに再開すれば意識も回復する．これが典型的な（狭義の）失神である．全脳虚血の程度が軽ければ，目の前が暗くなるだけですみ，完全に意識を失うには至らない．それも失神と同類とみなしてnear-syncope（ニアーシンコピー）とよぶ．
- 失神は「一過性の意識消失」であるが，逆に「一過性の意識消失」の原因は全脳虚血だけとは限らない．たとえば，特殊なタイプのてんかん発作（けいれんしない意識消失だけの欠神発作）や，酸欠空気を吸った場合などにもおこる．
- トリアージの段階では，診断の間口を広げるために「一過性の意識消失」をすべて失神とみなしてよい（本項でもそうしている）．ただし，解説が混乱しないように，ここでは全脳虚血による意識消失を「狭義の失神」とよび，それ以外の原因によるものは「失神と類似した病態」とよぶことにする．

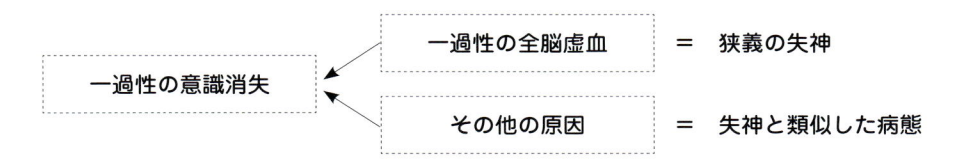

```
                      ┌─ 一過性の全脳虚血  ＝  狭義の失神
   一過性の意識消失 ───┤
                      └─ その他の原因      ＝  失神と類似した病態
```

2　失神の持続時間

- 「狭義の失神」であれば，たいていは1〜2分以内に意識がもどり始める．
- 2分間以上も意識消失が続くようであれば，それは典型的な失神ではなく，何か別の原因の疑いが出てくる．

3　「狭義の失神」の原因疾患

- 3つのグループに分類される（☞次ページの表）．
- 頻度が高いのは，起立性低血圧と神経調節性失神である．この2グループは予後良好な疾患が大部分のため，あわてなくてもよい（ただし，循環血液量減少は例外）．
- 心原性失神には，急死するかもしれない怖い病気がならんでいる．頻度こそ低いが，これを見逃してはいけない．

グループ	機序など	代表的な疾患や状況
起立性低血圧	自律神経障害	高齢者，糖尿病患者
	薬剤性	降圧薬，抗うつ薬，抗不安薬／睡眠導入薬，冠拡張薬
	循環血液量減少	出血や脱水
神経調節性失神	迷走神経性失神	ショッキングな出来事，長時間の立位や運動の直後
	状況性失神	咳失神，排尿失神，排便失神，嚥下失神
	頸動脈洞失神	ネクタイ失神，ひげ剃り失神
心原性失神	不整脈	徐脈，頻脈，ブルガダ症候群，QT延長症候群，WPW症候群，埋め込みペースメーカーの作動不良
	心疾患，肺疾患	狭窄性弁膜症，急性心筋梗塞，閉塞性肥大型心筋症，心房粘液腫，大動脈解離，大動脈炎症候群，心タンポナーデ，肺塞栓症，肺高血圧症

※赤字の機序は緊急性が高い

4 「失神と類似した病態」の原因疾患

「一過性の意識消失」という外見は似ていても，「狭義の失神」には含まれない病態がいくつかある．救急の初療（あるいはトリアージ）では，それらの鑑別も重要である．
- 代謝性…低血糖，低酸素血症など
- てんかん発作の一部
- 椎骨脳底動脈系のTIA…ただし，TIAで意識を失うことは比較的まれである（意識を保ったまま脱力して倒れる転倒発作を失神とまちがいやすい）
- ヒステリー，昏迷
- ナルコレプシーの発作

5 心原性の失神 （いちばん怖い原因疾患）

- 不整脈による失神は心電図をとるとわかることが多いが，電話トリアージの段階では「動悸」の有無を尋ねるしか方法はない．
- 循環や呼吸の症状から，原病を推定できることがある．
  ①胸痛／背部痛⇒急性冠症候群，大動脈解離，肺塞栓症など
  ②呼吸困難⇒肺塞栓症
  ③循環不全のサイン
- 心原性失神には分類されないが，消化管出血や子宮外妊娠のように，気付かないうちに大出血したとき，初期症状として失神することがある．こうした失神は起立性低血圧のことが多いので，倒れて横になると血圧が回復し，意識はもどる．しかし，原因に気付かず放置すると，やがて出血性ショックになるかもしれない．

6　神経調節性の失神　〔自律神経の失調〕

- 自律神経の中枢は延髄にあり，心臓や血管の働きをこまかく調節している．その反射経路が刺激されると，次の2つの反応が瞬時におこり，ふつうは1分以内に回復する．失神の大部分はこうした自律神経反射の過剰反応である．
  ① 迷走神経が刺激され，心臓を抑制して心拍数が減少する（徐脈）
  ② 延髄の血管運動中枢が抑制され，末梢血管が拡張する（血圧低下）
- 延髄への刺激は，おもに末梢の受容器（レセプター）から来る．たとえば，激しく咳をすると気道の受容器が刺激され（→咳失神），排尿直後には膀胱の受容器が刺激される（→排尿失神）．
- ショッキングな出来事や，コンサートで興奮しすぎたとき失神するのは，大脳皮質からの刺激である．

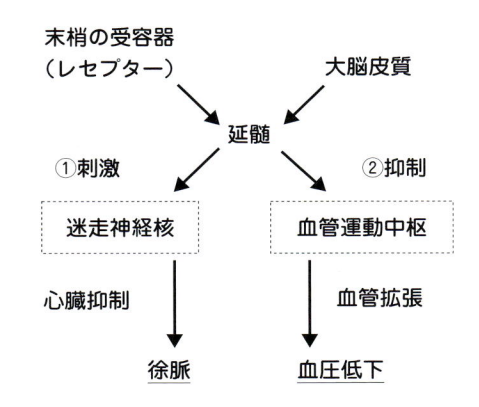

```
末梢の受容器                    大脳皮質
（レセプター）
        ↘         ↙
          延髄
   ①刺激        ②抑制
    ↓            ↓
 迷走神経核      血管運動中枢
 心臓抑制        血管拡張
    ↓            ↓
  徐脈          血圧低下
```

7　失神に誘発された外傷

失神した瞬間に，患者は身体のコントロールを失う．その結果，重大な外傷（転倒，転落，交通事故）につながることがある．特に，次のような状況の外傷は，失神に続発した疑いがある．
① 平坦な所での転倒…特に，上肢に防御の形跡がなく，頭や顔だけを損傷
② 運転中の自損事故で，車線外や道路外に飛び出した…特に高齢者の運転

8　失神とTIA

- 失神を脳血管の病気と誤解している人が多いが，実際には，そのようなケースはあまりない．脳血管が原因であれば，脳全体が虚血になることはまれであり，むしろ部分的な虚血が生じる．そうした局所的な脳虚血によって意識消失に至ることは少ない．すなわち，一過性脳虚血発作（TIA）の場合は，急に筋力が失われてものを取り落としたり倒れることはあっても，意識を失うことは比較的まれである．
- 強い頭痛やけいれんがあったり，片麻痺や言語障害などの局在症状が現われた場合には，脳血管性の疾患を疑う必要がある．

7 意識障害

　　　　　　　　　　年　月　日　　時　　分　［通報者］本人，家族，他（　　　）

患者氏名＿＿＿＿＿＿＿＿＿＿＿＿＿＿＿＿＿＿＿　　　歳　［男　女］
主訴（相手の言葉で）＿＿＿＿＿＿＿＿＿＿＿＿＿＿＿＿＿＿＿＿＿＿＿
　　　　　　　　　　※一過性に意識が消失し，今は回復している場合　☞ 6「失神」も参照

今の様子	ほぼ正常　いつもと違う　会話が変　興奮　もうろう　眠りこける　反応しない
発症	発症したところを目撃されて［いない / いる（　　　時　　　分ころ）］
	目撃がない場合　発症前の患者を最後に確認したのは（　　日　　時　　分ころ）
	意識障害を発見したのは（　　日　　時　　分ころ）
意識の経過	最初と変らない　改善している　波がある　悪化している　　〔原則として ☎119〕

●全身状態，関連症状

呼吸の異常	ない	呼吸が速い※　息苦しい　息切れ　ゼイゼイ　いびき　呼吸が弱い	あり ☎119
		※ 〜2か月＞60，〜12か月＞50，〜5歳＞40，6歳以上＞30/ 分	
循環の異常	ない	手足が冷たい　冷汗	あり ☎119
体温の異常	ない	身体が熱い / 身体が冷たい（　　　　）℃，未測定	あり ☎119
運動麻痺	ない	手足の動きが悪い / 力が入りにくい（部位：　　　　　）	あり ☎119
言語障害	ない	言葉が出ない　ろれつが回らない	あり ☎119
けいれん	ない	ある	あり ☎119
頭痛	ない	軽い　強い	強い ☎119
吐き気，嘔吐	ない	軽い　強い	あり☞ 応急処置 ☎119
外傷の合併	ない	頭を打った　けがをした（　　　　　）から出血	あり ☎119
薬の過量	ない	（　　　　　　　　）を常用量以上に飲んだ	あり ☎119
飲酒	ない	飲酒した　大量に飲んだ	

●基礎疾患，既往歴，生活歴など

治療中の病気 または既往疾患	ない	糖尿病　肝疾患　不整脈　精神疾患　アルコール依存　認知症
内服中の薬	ない	向精神薬　インスリン　　　　　　　　ワルファリン　抗血小板薬

●指導

- ☑ 昏睡の場合は横向きに寝かせる．衣類をゆるめる．気道の開通と，唾液や吐物が口から流れ出やすくして気管に吸い込まれるのを防ぐためである（☞ 昏睡体位 p.134）．
- ☑ 体温が低ければ保温を，高ければ冷却を，できるだけ行う．
- ☑ 内服中の薬は，できればすべて持参してもらう．

1 昏睡尺度（コーマスケール）

❶ ジャパン・コーマスケール（JCS，Ⅲ-3-9方式）

#小児の症状

Ⅲ	刺激をしても覚醒しない状態
300	痛み刺激に反応しない
200	痛み刺激で少し手足を動かしたり，顔をしかめる
100	痛み刺激に対し，払いのけるような動作をする

Ⅱ	刺激すると覚醒する‐刺激をやめると眠り込む‐状態
30	痛み刺激を加えつつ呼びかけを繰り返すと，かろうじて開眼する
20	大きな声または体をゆさぶることにより開眼する（簡単な命令，たとえば離握手，に応じる）
10	普通の呼びかけで開眼する（合目的的な運動もをするし，言葉も出るが，間違いが多い） 　　　　　　#飲み物を見せると飲もうとする．あるいは乳首を見せれば欲しがって吸う

Ⅰ	刺激しないでも覚醒している状態
3	自分の名前，生年月日が言えない　　　　　　　　　　　　　#母親と視線が合わない
2	見当識障害がある　　　　　　　　　　　　　　　　#あやしても笑わないが，視線は合う
1	だいたい清明だが，今ひとつはっきりしない　　#あやすと笑う．ただし不十分で，声を出して笑わない

❷ グラスゴー・コーマスケール（GCS）

合計点数（E＋V＋M）がGCSの点数になる．

点数	開眼（E）	発語（V）	運動（M）
6	—	—	命令に従う
5	—	正確な応答	払いのける
4	自発的に	会話内容の混乱	疼痛から逃避する運動
3	呼びかけにより	まとまりのない言葉	異常な四肢の屈曲運動
2	痛み刺激により	言葉にならない発声	異常な四肢の伸展運動
1	開眼しない	発声しない	動かない

2 意識障害をおこす原因疾患

いちばん多いのは脳血管障害

一次性 （脳の病気）		脳血管障害…脳内出血，くも膜下出血，脳梗塞，一過性脳虚血など 中枢神経系感染症…脳炎，脳症など けいれん（てんかん発作） 脳腫瘍 精神疾患，離脱症状 頭部外傷
二次性 （全身の病気）	内因性	循環器疾患…ショックをおこした場合 呼吸器疾患…呼吸不全をおこした場合 代謝性疾患…肝不全，腎不全，糖代謝異常，体液電解質異常，各種欠乏症など 内分泌疾患…下垂体，副腎，甲状腺，副甲状腺など 全身感染症（敗血症）
	外因性	急性中毒 体温異常…熱中症，低体温症 溺水，窒息など

3 発症時刻を推定する

- 発症はいつか？ これが治療に大きな意味をもつことがある．たとえば，脳梗塞のt-PA治療は，今のところ発症後4.5時間以内の症例にしか行うことができない．
- 意識障害で困るのは，いつ発症したかを患者本人が知らないことである．多くの場合，倒れているところを発見されるため，目撃者の証言が重要になる．問診のポイントは以下の2つである．
  ①発症前の患者が最後に確認されたのは，いつか？（電話応答でもよい）
  ②様子がおかしい（あるいは，倒れている）のを発見したのは，いつか？
  …発症時点は，この2つの間にある．

4 問診と指導のポイント

ERにおける初療手順を簡単に述べる．電話トリアージの段階で知りたい情報，あるいは指導すべき応急処置が，ここに含まれている．

❶ まず，ABC（呼吸と循環）を！

- 呼吸が障害されると，（低酸素血症や高CO_2血症のため）意識が悪くなる．逆に，脳の障害があると，呼吸は障害される（舌根沈下，呼吸中枢の異常）．いずれにしても，意識障害の患者には，まず呼吸の安全を確認し，応急処置を行う．
- 舌根沈下が疑われたり，嘔吐している場合は，側臥位または昏睡体位にする．

（気道開通　誤嚥防止）

❷ 体温異常と低血糖を見逃さない

- 高体温（38.5℃以上）なら，意識障害の原因にかかわらず，早く冷却を開始したほうがよい．高体温は脳傷害を促進するからである．方法としては，身体に風を当てるのが簡単である．ただし，震え（シバリング）がくるようなら，頻脈になったり血圧が上がったりするので止める．　☞ 81 熱中症
- 低体温ならば，保温する（毛布などでくるむ）．
- 低血糖の原因はないか？
  糖尿病の治療中かどうかは重要な情報である．低血糖対策にブドウ糖を持参している糖尿病患者に対しては，可能なら糖を口に入れてやる．

❸ 神経学的なサイン

重要な所見をチェックする．

（片麻痺，言語障害）

- 脳の局在性症候は，頭蓋内疾患を示唆する．
- 脳ヘルニアはきわめて危険．　（強い意識障害（＋瞳孔不同，徐脈，高血圧））
- 髄膜刺激症状は，くも膜下出血や髄膜炎を示唆する．

（強い頭痛）

5　頭部外傷による意識障害

　　　　　　　　　　　　　　　　　　　　　☞ 21 頭部/顔面/頸部の外傷

- 頭部外傷による意識障害の多くは，外傷直後がもっとも強く，時間がたつほど改善する．たとえば，脳振盪，脳挫傷などはそうした経過をたどる．
- 逆に，時間の経過にしたがって意識レベルが低下することがある．頭蓋内の血腫が徐々に大きくなるとそうなる（急性硬膜外血腫が典型例）．受傷直後にしっかりと話していた患者が，数十分〜数時間後には昏睡に陥ってしまうことも珍しくない．こうした経過では，開頭手術の適応になるケースが多い．
- 慢性硬膜下血腫では，周囲の記憶に残らないほどの軽い頭部外傷があり，数週間を経て意識障害を発症することが多い．

6　急性薬物中毒による意識障害

　　　　　　　　　　　　　　　　　　　　　☞ 28 医薬品の誤用，誤食

- 薬物を過量服用した患者の大部分は，向精神薬を飲んでいる．そのほとんどが意識レベルを低下させる薬物である．特に，睡眠導入薬/抗不安薬として広く使用されているベンゾジアゼピン系薬を飲んで昏睡になるケースは多いが，呼吸/循環系に対する毒作用が比較的弱いため，手当てが適切であれば予後はよい．
- 統合失調症などに使用される抗精神病薬や，うつ病に使う三環系，四環系抗うつ薬は，中枢神経系への作用だけでなく循環系に対しても中毒作用をもっている．心臓の伝導障害や心室性不整脈，低血圧が出現し，死亡することがある．

7　アルコール（エタノール）による意識障害

- 血中エタノール濃度が上昇すると中枢神経症状が出る．ただし，個人差も大きい．

血中濃度 (mg/dℓ)		中枢神経症状
20〜50	ほろ酔い気分	反応性や敏捷性のわずかな低下
50〜150	軽度の酩酊	多弁，軽い運動失調（ふらつき，ろれつが怪しい
150〜300	中等度の酩酊	明らかな運動失調，判断力の低下
300〜400	泥酔	意識の混濁，歩行障害
400以上	昏睡	強い意識障害，反射消失，失禁

- 特に危険が大きいのは「イッキ飲み」のように吸収がはやく，血中濃度が急上昇する場合である．呼吸不全（誤嚥，窒息），低体温，循環不全，低血糖，けいれん，代謝性アシドーシスなどを合併して死亡することもある．
- 「酔っぱらい＝急性アルコール中毒」という先入観にとらわれてはいけない．飲酒後に外傷や脳血管障害が発症したり，他の薬物中毒を合併している例は珍しくない．

8 発声，発語の障害

年　月　日　時　分　[通報者] 本人，家族，他（　　　）	
患者氏名＿＿＿＿＿＿＿＿＿＿＿＿＿＿＿＿　＿＿歳 [男　女]	
主訴（相手の言葉で）＿＿＿＿＿＿＿＿＿＿＿＿＿＿＿＿＿＿＿＿＿＿	

発症	いつ頃から（　　　　）[分 / 時間 / 日] 前　　　　　　　　　　　突然に　徐々に
性質	言葉が出ない　ろ̇れ̇つが回らない　声を出しにくい　声が枯れた
	※会話の内容がおかしいとか，意志疎通ができないのは　☞ 7 「意識障害」も参照
きっかけ	ない　外傷　熱傷　ガス吸引　感冒　ワクチン接種
経過	最初と変らない　改善している　波がある　悪化している

●全身状態，関連症状

呼吸の異常	ない　呼吸が速い*　息苦しい　息切れ　ゼイゼイ　いびき　呼吸が弱い	あり ☎119
	※〜2か月 >60,　〜12か月 >50,　〜5歳 >40,　6歳以上 >30/ 分	
循環の異常	ない　手足が冷たい　冷汗	あり ☎119
意識障害	ない　いつもと違う　会話が変　興奮　もうろう　眠りこける　反応しない	あり ☎119
運動麻痺	ない　手足の動きが悪い / 力が入りにくい（部位：　　　　　　）	あり ☎119
顔面麻痺	ない　表情に左右差ある　片眼が閉じない　涎がたれる	あり ☎119
嚥下障害	ない　唾が飲み込みにくい　むせる	あり ☎119
感覚障害	ない　しびれ（部位：	
けいれん	ない　ある	あり ☎119
発熱	ない　ありそう（未測定）　ある（　　　）℃（　　　）日前から	
風邪の症状	ない　ある（咽頭痛，鼻水，咳　　　　）（　　　）日前から	

●基礎疾患，既往歴，生活歴など

治療中の病気	ない　癌　糖尿病　高血圧　高脂血症
または既往疾患	脳や神経系の病気
内服中の薬	ない　降圧薬　　　　　　　　　　　　　　　ワルファリン　抗血小板薬
もともとの生活機能や運動能力？	

●指導

- ☑ 急な発症，急な進行は脳血管障害の疑いが強い．特に，運動麻痺や顔面麻痺などの神経症状があれば，救急車で急性期の脳卒中に対応できる病院へ受診を勧める．
- ☑ 言語障害ではなくて，声を出しにくいとか声が急に枯れてきたという訴えの場合は，気道閉塞の可能性があり，きわめて緊急性が高い．
- ☑ 内服中の薬は，できればすべて持参してもらう．

1 声が出ないだけか？

「声が出ない」「言葉が出ない」という訴えには，さまざまな内容が含まれる．

- **喉や口腔の構造的な問題**

  声を出すには，声帯（喉頭）および口腔内の構造物（舌，口唇，口蓋）が絶妙に共同作業をする必要がある．こうした構語器官が損傷をうけたり腫れたり異物で邪魔されたりすると，声色が変わったり，発声や発語が滑らかにできなくなる．

- **呼吸困難からくる喋りにくさ**

  声帯を外向きに空気が通過している間（すなわち呼気相）しか，声を出すことができない．呼吸困難が強くなって呼吸が非常に速くなると，しばしば息継ぎが必要になるため切れ切れにしか話すことができなくなる．

- **球麻痺による構語障害**

  構語器官の筋肉は，延髄と橋から出る脳神経のうちの舌咽（IX）神経，迷走（X）神経，副（XI）神経，舌下（XII）神経の支配をうける．したがって，こうした神経が麻痺すると，うまく声や言葉を出すことができなくなる．同時に，嚥下も障害されることが多い．このタイプの運動麻痺を，球麻痺という（さらに上位のニューロンの障害によって類似症状がおこった場合は仮性球麻痺という）．

- **失語症**

  構語器官や，その神経支配は無事であっても，大脳の優位半球にある言語中枢が障害されると，言葉の理解や発語ができなくなる．これを失語という．

- **意識障害**

  意識や脳の高次機能が障害されると，発語自体が少なくなったり，話す内容がトンチンカンになったりする．

			代表的な原因疾患
構語器官の問題（喉頭，舌，口蓋，口唇）	構語器官の浮腫や損傷※		急性喉頭蓋炎，気道熱傷，外傷，気道異物
	換気の障害（呼吸困難）※		気管支喘息の発作
	構語器官への神経支配の障害	球麻痺	神経筋疾患（筋萎縮性側索硬化症，ギラン-バレー症候群，多発性硬化症，重症筋無力症）
		仮性球麻痺	急性発症の多くは脳血管障害
脳の問題	言語中枢の障害（失語）		急性発症の多くは脳血管障害
	全般的な意識障害		☞7 意識障害

※気道緊急症

2　気道の緊急症に注意！

救急外来でいちばん問題となるのは，気道熱傷，急性喉頭蓋炎，喘息重積発作などのような気道緊急症である．正確には「呼吸ができない」のであるが，患者は「声が出ない」と訴えることも多い．窒息から致命的になるのを防ぐ緊急処置が必要なだけに，トリアージ段階で早く見分けないといけない．☞ 12 呼吸困難

3　脳や神経・筋の疾患

球麻痺あるいは仮性球麻痺では発声や嚥下，咀嚼（そしゃく）の機能が障害される．そうした症状をきたす脳や神経・筋疾患は多数あるが，トリアージ段階では，発症経過が急性であるか緩徐であるかをまず区別しなければならない．急性発症の多くは脳血管障害であり，そのなかでも発症時刻が明確な脳梗塞は，t-PA 投与によって劇的に改善するケースがみられるからである．

中枢性疾患	脳血管障害		高齢者の突然発症や段階的に増悪した場合は特に可能性が高い．意識障害，麻痺を伴うことが多い．発症時間が明確な場合は t-PA 投与の可能性を考えて対応する必要がある．
	それ以外	比較的急性の発症	悪性腫瘍	脳の悪性腫瘍，癌性髄膜炎，鼻咽頭部や甲状腺，縦隔の腫瘍など．癌性髄膜炎は異常行動や急激な経過をとるが，その他は緩徐進行のことが多い．
			炎症性疾患	脳炎，髄膜炎など．進行は急性〜亜急性で，頭痛と発熱が特徴である．
			脱髄性疾患	多発性硬化症は比較的若年で発症し，再発と寛解を長期にわたり繰り返す．急性散在性脳脊髄炎は小児に多く，ウイルス感染後やワクチン接種後などにおこりやすい．
		慢性の経過	運動ニューロン疾患	筋萎縮性側索硬化症が代表的で，筋力低下と筋萎縮を特徴とする．病期が進行すると言語，嚥下，呼吸障害をきたすが，神経症状は運動系に限られる．
			変性疾患	パーキンソン病，脊髄小脳変性症が代表疾患である．症状は月以上の単位で緩徐に進行する．
末梢性疾患	末梢神経疾患		ベル麻痺，ギラン-バレー症候群が代表疾患である．両疾患とも前駆症状としてウイルス感染を伴うことが多い．
	筋疾患		重症筋無力症，多発性筋炎，筋緊張性ジストロフィーが代表疾患である．症状は月以上の緩徐進行であることが多い．

4　感染症，中毒

- フグ中毒，ボツリヌス中毒
  初期に口の周りがしびれ，喋りにくいという症状が出ることが多い．
- 破傷風
  初期に口を開けにくい，食べにくい，喋りにくい，首すじが張るという症状が出る．
- その他に，稀ではあるがジフテリア，ライム病なども鑑別診断にあがる．

| COLUMN | **事前情報は救急の決めて** |

　労災事故での受診依頼の電話がありました．会社で事故があり見てほしいという内容でしたが，患者さんの名前と年齢しかわかりません，すでに病院に向かっているのでお願いしますと．事故現場と電話している部署が違うため，こういうことが起こります．状況がわかれば，私たちも準備・対応できますが，重症であるとか，当院では治療できないということが病院到着後に判明することもあります．電話した方は医療者ではないので，医療側の都合がわからないのは仕方ないことですから，状況を知りたい旨を伝え，患者もしくは付き添いの人から電話を再度頂くようにしています．

9 運動麻痺，感覚障害

　　　　　　　　　　　年　　月　　日　　時　　分　[通報者] 本人，家族，他（　　　）
　　　　　　患者氏名＿＿＿＿＿＿＿＿＿＿＿＿＿＿＿＿＿＿　＿＿＿歳 [男　女]
　　　　　　主訴（相手の言葉で）＿＿＿＿＿＿＿＿＿＿＿＿＿＿＿＿＿＿＿＿

発症	いつ頃から（　　　）[分/時間/日] 前　突然に　徐々に	急な発症 ☎119
運動麻痺	ない　動きが悪い/力が弱い　　　（右上，右下，左上，左下）肢	あり ☎119
感覚障害	ない　感覚が鈍い　ピリピリする　　　　　　　　部位：	
きっかけ	ない/不明　外傷　重い荷物をもった	
経過	改善傾向　変わらない　悪化/進行　日内変動　体位による変化	急に進行 ☎119

●全身状態，関連症状

呼吸の異常	ない　呼吸が速い※　息苦しい　息切れ　ゼイゼイ　いびき　呼吸が弱い	あり ☎119
	※〜2か月 >60，〜12か月 >50，〜5歳 >40，6歳以上 >30/分	
循環の異常	ない　手足が冷たい　冷汗	あり ☎119
意識障害	ない　いつもと違う　会話が変　興奮　もうろう　眠りこける　反応しない	あり ☎119
言語障害	ない　言葉が出ない　ろれつがまわらない	あり ☎119
けいれん	ない　ある	あり ☎119
視覚の異常	ない　眼がかすむ　見え方がおかしい　二重に見える	あり ☎119
聴覚，平衡異常	ない　めまい　フラツキ　耳鳴　聞こえにくい　耳閉感	
吐き気，嘔吐	ない　軽い　強い　　　頭痛　ない　軽い　強い	強い ☎119
他部位の痛み	ない　胸痛　背部痛　腹痛　腰痛	
発熱	ない　ありそう（未測定）　ある（　　）℃（　　）日前から	

●基礎疾患，既往歴，生活歴など

治療中の病気 または既往疾患	ない　癌　糖尿病　高血圧　高脂血症　感染症　貧血 脳や神経系の病気
内服中の薬	ない　降圧薬　インスリン　　　　ワルファリン　抗血小板薬 抗結核薬
嗜好，生活，職業	特記なし　アルコール　シンナー　偏食　農業　金属被曝（鉛，水銀　　）

●指導

- ☑ 舌根沈下や呼吸筋麻痺が疑われる場合は気道確保を指導して，救急車をよぶ．
- ☑ 急激な発症，急激な進行は脳卒中を疑い，救急車で脳卒中対応の病院へ．
- ☑ 内服中の薬は，できればすべて持参してもらう．

1 シビレ…運動麻痺と感覚障害を区別する

日本語では，運動と感覚のどちらがおかしくなっても患者は「しびれた」とか「麻痺した」と言うため，この2つを最初に区別しなければならない．

❶ 運動麻痺

随意運動（意識的に筋肉を動かすこと）ができなくなった状態である．まったく動かない完全麻痺だけでなく，すこし動く状態や，やや力が弱い状態までいろいろな段階があり，残った筋力を直線的なスケールで表現することができる．

❷ 感覚障害

皮膚に触ったときの感覚を尋ねるとよい…①まったく感覚がない，②感覚が鈍い，③異常な感じがする，④過敏なほどにビリビリと痛いような感じがする．

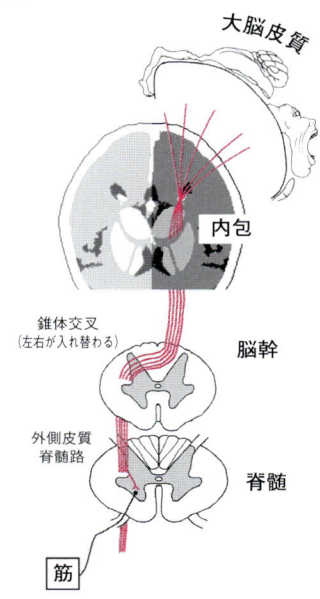

2 運動麻痺は部位が重要

- 大脳皮質から出発した運動神経線維は束になり，脳幹部で左右が入れ替わったあと脊髄内を下行する．そして，脊髄内で末梢神経にバトンタッチし，筋肉までつながる．
- この経路のどこに障害をうけても麻痺になるが，麻痺の起こり方は病変の場所や疾患の種類によって特徴がある．とくに，四肢の運動麻痺はわかりやすいので，部位によって4種類に区別できる（下表）．

	麻痺の部位	病変の部位	代表的疾患
単麻痺	一肢だけ	大脳皮質	・脳血管障害（急性発症） ・腫瘍（緩徐な発症，進行性） ・脱髄疾患（寛解増悪を繰り返す）
片麻痺	片側の上下肢	大脳半球 内包 脳幹	
対麻痺	両側の下肢	脊髄 （胸髄，腰髄）	・脊髄炎や椎間板ヘルニアによる神経圧迫症状，前脊髄動脈閉塞症（急性発症） ・多発性硬化症，脊髄動静脈奇形，変性疾患，腫瘍，筋萎縮性側索硬化症（緩徐な発症）
四肢麻痺	四肢すべて	脳幹，脊髄（頸髄） 末梢神経，筋	・脳幹と脊髄の疾患は上記と同じ ・多発性ニューロパシー（手袋靴下型麻痺） ・ミオパシー／重症筋無力症（近位筋の対称性麻痺）

3　運動麻痺の発症のしかた

❶ 急性発症

> 大半は脳血管障害で，片麻痺

- 大部分は脳血管障害（脳梗塞，脳出血，一過性脳虚血発作）であり，その多くは片麻痺になる．麻痺以外の中枢神経症状（意識や言語の障害，けいれん，視覚や聴覚，平衡機能の障害など）の有無は重要である．脳血管障害には緊急治療が必要であり，特に，脳梗塞に対するt-PA投与の適応は発症から4.5時間以内に限定されているため，そうした治療が可能な病院へ直接搬送することが望ましい．
- 脊髄動脈の閉塞による対麻痺はかなりまれであるが，その原因疾患として大動脈解離も忘れてはいけない．胸痛，血圧の左右差がヒントになる．
- その他に外傷，急性炎症，急性中毒など様々な原因がある．たとえば，低血糖でも麻痺になることがある．けいれん後の麻痺，低カリウム血症による筋力低下，周期性四肢麻痺などもときどき経験する．

❷ 緩徐な発症，進行性

腫瘍，変性疾患，代謝異常，慢性中毒などが考えられる．いずれも頻度は低い．

4　運動麻痺のさいに注意すべきこと

> まず，呼吸障害に注意

- 運動麻痺に伴う呼吸障害は，命にかかわる危険がある．
  ①脳血管障害では意識障害に伴う舌根沈下
  ②ギランバレー症候群，頸髄損傷，フグ中毒などでは呼吸筋麻痺
  ③脊髄損傷では腹式呼吸になって呼吸困難をおこすこともある
- 高齢者では「動けなくなった」という主訴があっても，本当に麻痺なのかどうか判別しがたい場合が少なくない．感染症，脱水，心不全，電解質異常，貧血などの全身状態にも注意を払う必要がある．
- 若年者や身体的に問題のない患者では，ヒステリーで身体を動かせないということも考えておかねばならない．ただし，その診断は脳血管障害をはじめとした器質的疾患を除外してからである．

5　感覚障害とは

- 感覚にはいくつかの種類があり，問診でそれを聞き出すのは難しい．
  ①表在感覚…触覚，痛覚，温度覚
  ②深部感覚…振動覚，位置覚
  ③識別感覚…2点識別覚，立体覚

・感覚の種類により，神経伝達の経路（特に，脳幹部や脊髄内での経路）が違う．どの経路が障害を受けたかによって，障害される感覚の種類も異なる．

6 感覚障害の種類

感覚障害の訴えは，いくつかの種類に区別される．これは問診でもかなり分別できる．
①感覚麻痺…完全に感覚がわからない
②感覚鈍麻（感覚低下，感覚脱失）…少し感覚がわかる
③異常感覚…一般的なしびれ
④感覚過敏…刺激を与えたときに，予想されるよりも強い痛みを生じる
⑤中枢痛（視床痛）…中枢神経障害に起因する痛み

7 感覚障害の部位と原因疾患

身体のどの部位の感覚が障害されているかは，原因疾患を考えるうえで重要である．しかし，問診だけで異常の範囲を決めるのはかなり難しい（慎重な診察が必要）．また，運動麻痺のようには明解に分類できないケースが多い．重要なパターンをいくつかあげる．

①**単神経障害**
末梢神経の支配領域に一致した感覚障害．

②**多発性単神経障害**
単神経障害が2本以上組み合わさったもの．

③**多発性神経障害**
四肢の末梢側に，ほぼ左右対称におこる手袋靴下型麻痺．感覚障害の部分と正常部との境界は不明瞭である．原因疾患は，糖尿病とアルコール性障害が多い．腎不全，薬剤性，潜在癌なども鑑別が必要である．

④**神経根障害**
脊髄の分節を示すデルマトームに一致して出現する．感覚過敏，異常感覚，放散痛などが多い．原因は，変形性脊椎症，椎間板ヘルニア，脊髄腫瘍など整形外科疾患が多い．

⑤**心因性**
解剖学的に説明しがたい「しびれ」は心因性のことが多いが，鑑別は慎重に．

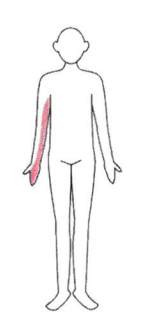

多発性単神経障害の例
（下腕神経叢の傷害）

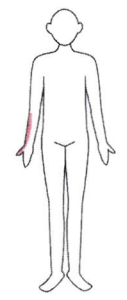

神経根障害の例
（右C6の傷害）

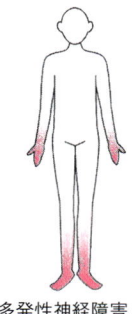

多発性神経障害
（手袋靴下型）

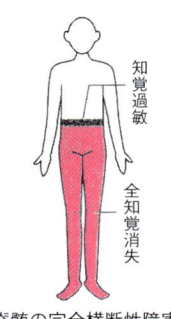

脊髄の完全横断性障害
（Th10のレベル）
知覚過敏
全知覚消失

10 けいれん

　　　　　　　　　　年　月　日　　時　分　[通報者] 本人, 家族, 他（　　　）
患者氏名＿＿＿＿＿＿＿＿＿＿＿＿＿＿＿＿＿＿　＿＿＿歳 [男　女]
主訴（相手の言葉で）＿＿＿＿＿＿＿＿＿＿＿＿＿＿＿＿＿＿＿＿＿＿＿
　　　　　　　　　　　　　　※訴えが「こむらがえり」とわかれば, 本項は適用しない.
　　　　　　　　　　　　　　※「*」印がついた項目は, 乳幼児には不要.

発症	いつ頃から（　　　）[分 / 時間] 前	
止まったか	けいれんは [止まった, 持続中]	持続中☞応急処置 ☎119
持続時間	[2分未満, 2〜5分, 5分以上]　繰り返す	5分以上または繰り返す ☎119
今の意識	回復した　普通ではない　もうろう　興奮　返答しない　眼も開けない	未回復 ☎119
顔色	よい　悪い　紫色	悪い / 紫色 ☎119
*再発しそうか	大丈夫　おかしい　また起こしそう	再発しそう ☎119

●全身状態, 関連症状

呼吸の異常	ない　呼吸が速い*　息苦しい　息切れ　ゼイゼイ　いびき　呼吸が弱い	あり ☎119
	※ 〜2か月 >60, 〜12か月 >50, 〜5歳 >40, 6歳以上 >30/分	
循環の異常	ない　手足が冷たい　冷汗	あり ☎119
発熱	ない　ありそう（未測定）　ある（　　）℃（　　）日前から	6歳以上の発熱 ☎119
*運動麻痺	ない　手足の動きが悪い / 力が入りにくい（部位：　　　　）	あり ☎119
*頭痛	ない　軽い　強い	強い ☎119
外傷の合併	ない　頭をうった　けがをした（　　　　　）から出血	あり ☎119

●基礎疾患, 既往歴, 生活歴など

けいれんの経験	初めて　既往あり（原因：　　　　　　　）	6歳以上で初めて ☎119
治療中の病気 または既往疾患	ない　神経系の疾患　不整脈	
内服中の薬	ない　抗てんかん薬（服薬忘れあり　指示どおり服用） 向精神薬　　　　　　　　　　　　ワルファリン　抗血小板薬	
*妊娠	ちがう　生理がない　妊娠（　　）週	妊婦 ☎119

●指導

- ☑ 横向きに寝かせ, 衣類をゆるめる. 呼吸しやすくするため（気道の開通）と, 唾液や吐物が口から流れ出やすくして気管に吸い込まれるのを防ぐためである（☞ p.134）.
- ☑ 口の中にタオルなどを入れてはいけない. かえって危険である.
- ☑ 内服中の薬は, できればすべて持参してもらう.

1 「けいれん」と「てんかん発作」

- 「てんかん発作」とは，脳の神経細胞が一過性に異常興奮する現象である．てんかん発作では，たいていの場合に，骨格筋が不随意収縮を繰り返す．そうした筋肉の動きを「けいれん」とよぶ．したがって，厳密に言うと，この2つは違うものをさしている． 〔脳の異常興奮〕〔ガクガク，ブルブル〕

- けいれん（筋収縮）を伴わない「てんかん発作」も存在する…たとえば，突然に意識を失う「欠神発作」は，てんかん発作の一種であるが，筋肉はけいれんしない．しかし，そのような種類の発作に出会う頻度は少ないので，現実には「けいれん」と「てんかん発作」はほとんど同じ意味に使われる．

- 俗語として，「こむらがえり」（筋肉がツル）を「けいれん」（筋けいれん）とよぶ人が多い．「こむらがえり」は，脳とは無関係な不随意的筋収縮である．問診の際には注意したい． 〔「こむらがえり」は本項から外れる〕

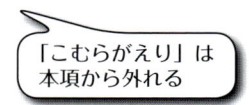

- 赤ん坊は「けいれん」とまぎらわしい動作をすることがある．たとえば，生後6か月から1歳で泣いたり痛みを感じたあとに続く「息どめ発作」，あるいは発熱の上りぎわに起こりやすい「震え」などを，親が「けいれん」と間違うことがよくある．

2 けいれん（てんかん発作）の原因疾患

- 「真性てんかん」と「症候性てんかん」の2つに大きく分類する．
- 「症候性てんかん」のもとになる疾患には，脳の病気と全身疾患の両方がある．

真性てんかん			器質的な原因疾患が見つからない，いわゆる「てんかん」
症候性（二次性）てんかん	中枢神経疾患	脳炎／脳症	全年齢層におこる．発熱，頭痛，精神状態の異常（興奮，異常行動，意識障害）などを伴うことが多い．
		脳血管障害	ほとんどが中高年層である．意識障害や運動麻痺を伴うことが多い．
		その他	頭部外傷，脳腫瘍，周産期脳損傷，先天性代謝異常など
	全身疾患	熱性けいれん	生後6か月ころから3歳までの発生頻度が高い．学童期以降にはほとんど発生しない．
		その他	急性中毒，低酸素血症，低血糖症，体液電解質異常，肝不全，腎不全，妊娠中毒症（子癇）など

3　よく経験する病気

救急外来でよく経験する病気は以下の2つであるが，いずれも，発作が治まってしまえば緊急の処置はほとんど必要なくなり，入院を要するケースも少ない．
① 成人では，真性てんかん…たいていは，問診で既往歴がわかる．抗てんかん薬の服用が不十分なときに発作は起こりやすい．
② 乳幼児では，熱性けいれん

4　危険な病気

前記の2つ（真性てんかん，熱性けいれん）を除いた残りの疾患が疑われる場合，特に，初発のケースは，注意を要する．脳炎／脳症や脳血管障害のように，緊急入院させた上で治療すべき疾患が多いためである．これらを見逃さないために，トリアージ段階で手に入れたい情報は2つある．
① 年齢，けいれん（てんかん）の既往
　6歳以上の熱性けいれんは珍しい．したがって，学童期以降で高熱を伴うけいれんを見たときは，脳炎や脳症を疑う．逆に，熱性けいれんを起こしたことのある乳幼児では，危険な徴候（問診票の☎119）がなければ，今回も熱性けいれんである可能性が高い．
② けいれんだけでなく，他の中枢神経症状（意識障害や麻痺など），強い頭痛，嘔吐があれば，脳の疾患を疑う．

5　けいれん（てんかん発作）の特徴

- てんかん発作には様々なタイプがあるため，細かい例外を言い出せばキリはないが，大ざっぱに3つの共通点がある．
  ① 突然に発症し，持続時間は短い．　　〔通常は2分以内〕
  ② 意識障害を伴う．　　　　　　　　　〔ただし，30分以内〕
  ③ 発作が治まった後もすぐには元に戻らず，しばらくはボンヤリしている．
  また，発作のおこる前の出来事を忘れてしまうこと（逆行性健忘）もある．
- 上記の特徴から外れた発作には注意する．てんかん発作ではなかったり，重大な原因疾患があったり，けいれん重積状態に移行したりと，いろいろな可能性がある

6　けいれん重積状態

- けいれんが30分間以上続いたり，意識が回復しないまま繰り返すとき，けいれん重積状態とよぶ．

- けいれんの最中には呼吸が障害されるが，重積状態では，特にそれが目立つ．
- 次のような発作は，けいれん重積になりやすい．
  ①意識の回復が悪いとき
  ②呼吸（顔色）が悪いまま，すぐに戻らないとき
  ③最初のけいれんが5分以上続いたとき

> 緊急対応が必要

- けいれん重積は，それ自体が脳に悪い影響をおよぼす．また，重積状態になるのは脳炎などの頭蓋内疾患の場合が多い．

7　けいれんの応急処置

- けいれんが続いているとき，医療機関でまず行う処置は次の2つである．
  ①呼吸の安全を確保する（気道確保，誤嚥防止，さらに酸素投与）．
  ②けいれんを止めるために薬物（ジアゼパムなど）を投与する（静注，筋注，坐薬）．
- 上記のうち，家庭でも実施できるのは呼吸の安全確保である．その重要性は非常に大きい．とくに，けいれんの合間には大きくしゃくり上げるような呼吸をすることが多いので，かならず側臥位または昏睡体位をとらせる．

> まず，呼吸の安全を

8　けいれんに伴っておこりやすい合併症

- 発作時に，偶発的に生じた外傷にも注意しなければならない．
- てんかん発作では運動麻痺が出ないのがふつうである．もし，麻痺があったら，脳の疾患による症候性てんかんを疑う．ただし，例外的に一過性の運動麻痺が生じて，24時間後くらいまで残ることもある（トッド麻痺とよぶ）．
- クレアチニンキナーゼ（CK）値の上昇が（まれには横紋筋融解症も）おこる．
- ごくまれに，神経原性肺水腫を合併する．

11 めまい

```
　　　　　　　　　　　　　年　月　日　　時　分　[通報者] 本人，家族，他（　　　）
　　　　　　　　患者氏名＿＿＿＿＿＿＿＿＿＿＿＿＿＿＿＿＿　＿＿＿歳 [ 男　女 ]
　　　　　　　　主訴（相手の言葉で）＿＿＿＿＿＿＿＿＿＿＿＿＿＿＿＿＿＿＿＿＿＿＿
```

発症	いつ頃から（　　　）[分 / 時間 / 日] 前	突然に　徐々に
持続	持続は（　　　）[分 / 時間]	
性質	グルグルまわる　立ちくらみ / 失神しそう　フラフラ / バランスがとれない	
	何となくフワフワした感じ	失神様　☞「循環の異常」に注意
程度	歩ける / 立つのがやっと / 立てない	
過去の経験	初めて / 2 回目 / 数回目	

●全身状態，関連症状

呼吸の異常	ない	呼吸が速い* 息苦しい 息切れ ゼイゼイ いびき 呼吸が弱い	あり ☎119
		※〜2か月 >60，〜12か月 >50，〜5歳 >40，6歳以上 >30/ 分	
循環の異常	ない	手足が冷たい　冷汗　頻脈（>120）　徐脈（<40）	あり ☎119
意識障害	ない	いつもと違う　会話が変　興奮　もうろう　眠りこける　反応しない	あり ☎119
頭痛	ない	軽い　強い	強い ☞ 2「頭痛」
言語障害	ない	ろれつがまわらない　しゃべりにくい　話さない	あり ☎119
運動麻痺	ない	手足の動きが悪い / 力が入らない（部位：　　　　）	あり ☎119
視覚の異常	ない	眼がかすむ　見え方がおかしい　二重に見える	あり ☎119
聴力低下	ない	聞こえにくい（右，左）	
胸痛，動悸	ない	胸痛　胸苦しい　ドキドキする　脈が極端に速い / 遅い	あり ☎119
吐き気，嘔吐	ない	軽い　強い	
ひどい脱水	ない	1 日以上飲食できてない　尿が出ていない	
外傷の合併	ない	頭をうった　けがした（　　　　　）から出血	あり ☎119

●基礎疾患，既往歴，生活歴など

治療中の病気	ない	心筋梗塞 / 狭心症　高血圧　不整脈　脳梗塞　耳鼻科疾患　てんかん
または既往疾患		糖尿病
内服中の薬	ない	降圧薬　向精神薬　DM 治療薬　　　　　ワルファリン　抗血小板薬

●指導

☑　内服中の薬は，できればすべて持参してもらう．

1 患者の言う「めまい」には，さまざまな症状がふくまれる

医療従事者は，「めまい」という言葉を回転性めまいや浮動性めまいなど，厳密に使い分ける．しかし，患者はそうしてくれない．たとえば，寝ていて立ったときに一瞬ふらつきがあっただけでも「めまい」と表現することがある．まずは，患者の話をよく聞き，どのようなタイプのめまいであるかを捉えることが重要になる．

2 めまいの分類

- 「めまい」という訴えを分析すると，4つの異なる感覚を区別できる．
  ①回転性めまい，②失神，③平衡障害，④漠然とした頭のふらつき感．
- めまい患者の問診は，まず，めまいのタイプを判別することから始まる．その理由は，どのタイプかによって鑑別すべき疾患がまったく違うからである（下表）．

	回転性めまい	失神	平衡障害	頭部ふらつき
主訴	ぐるぐる回る	気絶しそう	転倒する バランスを失う	酔ったような感じ フワフワする （漠然とした訴え）
原因疾患	末梢性： 　良性発作性頭位めまい症 　前庭神経炎 　メニエール病 中枢性： 　脳血管障害 　多発性硬化症 　小脳出血	脱水，出血 低血糖 起立性低血圧 迷走神経反射 不整脈 大動脈弁狭窄症 肺塞栓 ☞ 6 失神	多発性感覚消失症候群 パーキンソン病 小脳変性症 脳卒中 ビタミンB_{12}欠乏症 脊髄癆	うつ病 全般性不安障害 パニック発作 身体化障害
頻度	73%	6%	5%	16%

[Stern S et al. Symptom to Diagnosis, An Evidence Based Guide. 2nd ed. McGraw-Hill Medical, 2009]

3 めまいの重症度

- 「めまい」という症状の重症度をどのように評価するか，明確な判定基準はないが，だいたいの目安は以下のようである．

> 軽症　　歩くことができる
> 中等症　ふらふらして立つのがやっと，あるいは嘔吐している
> 重症　　まったく立てない

- ただし，これは「めまい」症状の重症度であって，めまいの原因となった病気の重症度や緊急度ではないことに注意したい．

> めまいの重症度と疾患の重症度は別

- たとえば，胃潰瘍の出血が続いて高度の貧血になり，失神性めまい（立ちくらみ）が生じた場合を考えてみよう．めまいの重症度は軽症であっても，この患者の病気は中等症〜重症であり，緊急対処が必要である．
- 回転性めまいは激しい嘔吐を伴うことが多い．嘔吐中枢は平衡神経の中枢である前庭神経核から影響をうけやすいためである．

4 回転性めまいを，中枢性めまいと末梢性めまいに分ける

- めまい症状のなかで，最もよく経験するタイプは回転性めまいである．
- 回転性めまいは末梢性と中枢性に分けて考える．両者は原因疾患がまったく異なり，中枢性めまいには緊急対処が必要であるため，2つの鑑別は重要である．鑑別の要点を下表にあげる．

所見	末梢性	中枢性
中枢神経症状（構音障害，複視，失調，脳神経麻痺など）	まれ	よく見られる
平衡異常	軽症〜中等度	重症度
単回エピソードの持続時間	数秒から数日まで	数分から半永久的まで
吐き気，嘔吐	重度	様々，軽微なこともある
回転性めまいの重症度	重度	より軽度で，ないこともある
聴力障害	耳硬化症，メニエール病，聴神経腫瘍では（＋）のこともある．	ごくまれ

- 末梢性めまい…回転性めまいのうち，およそ9割が末梢性と言われている．これは半規管や蝸牛（つまり内耳）の疾患に由来する．めまい症状はしばしば激烈であるが，大部分は生命予後の良好な疾患であり，重大な神経後遺症を残すことも少ない．
- 中枢性めまい…脳梗塞，脳出血，脳腫瘍，多発性硬化症などが原因である．したがって，大部分は緊急入院のうえ治療を要する．

5 警戒すべき疾患

(1) 回転性めまいの大部分は，前項4で述べたように，末梢性めまいである．
　一方，中枢性めまいの頻度は低いが，見逃してはいけない重大な疾患が多い…代表的なものは以下の2つである．
  - 小脳の梗塞（あるいは出血）
  - 脳幹部の梗塞（あるいは出血）

(2) 失神あるいは失神性めまいも要注意　☞ 6 失神
  - 心原性失神…不整脈，心不全，大動脈解離，肺塞栓など．
  - 起立性低血圧…出血性ショックの前兆として現れることがある．

> COLUMN　**キーワードをつかまえる**
>
> 　看護師が受診依頼の電話応対をしています．患者さんの訴えを復唱しているので，傍にいる私にもよく聞こえます．声のトーン，言葉遣いはとても良い．でも相手の訴えを復唱している中に重要なキーワードがあるのにスルー．十分に教育された看護師がトリアージを行えばよいのですが，マンパワーが確立された病院以外はなかなか困難で，個人の技量に左右されているのが現状です．

12 呼吸困難

　　　　　　　　　　　　年　月　日　　時　分　[通報者] 本人，家族，他（　　）
　　　　　　　患者氏名＿＿＿＿＿＿＿＿＿＿＿＿＿＿＿　＿＿歳 [男　女]
　　　　　　　主訴（相手の言葉で）＿＿＿＿＿＿＿＿＿＿＿＿＿＿＿＿＿＿＿＿

発症	いつ頃から（　　　　）[分 / 時間 / 日] 前	突然に　徐々に
突然？	発症時刻が [明確 / 不明瞭]	(強い呼吸困難が突然に　☎119)
胸痛は？	ない　すこし　強い	(突然の強い胸痛が持続 ☞ 3「胸痛」　☎119)
呼吸数	普通　やや速い（> 20/分）　速い※（> 30）	(速い　☎119)
	※ 〜2か月 >60，〜12か月 >50，〜5歳 >40，6歳以上 >30/分	
努力呼吸	ない　肩で息をする	(あり　☎119)
喘鳴	ない　ゼイゼイ音がする	(あり　☎119)
起座呼吸	ない　横になると息苦しさが増す	(あり　☎119)
経過		(1時間以上続き，改善しない　☎119)

● 全身状態，関連症状

循環の異常	ない　頻脈※　手足が冷たい　冷汗	(あり　☎119)
	※ 〜12か月 >160，〜2歳 >120，〜8歳 >110，9歳以上 >100/分	
チアノーゼ	ない　(唇，指先や爪) が紫色	(あり　☎119)
意識障害	ない　いつもと違う　会話が変　興奮　もうろう　眠りこける　反応しない	(あり　☎119)
異物の誤嚥	ない　むせた / 激しく咳込んだ	(あり　☎119)
咳，痰	ない　乾いた咳　痰の多い咳	(泡沫状の痰　☎119)
血痰	ない　あり（ピンク色，鮮紅色）	(あり　☎119)
発熱	ない　ありそう（未測定）　ある（　　　）℃（　　　）日前から	

● 基礎疾患，既往歴，生活歴など

治療中の病気	ない　呼吸器疾患（喘息　慢性気管支炎　肺気腫　気胸）　癌
または既往疾患	心不全　肺塞栓　過換気症候群
内服中の薬	ない　心疾患の薬（　　　　　　　　　　）　ワルファリン　抗血小板薬
アレルギー	ない　ある

● 指導

☑ 呼吸が楽になる体位（座位，側臥位など）は患者によって様々である．原則として，患者の希望に合わせたほうがよい（☞ p.134）．

☑ 内服中の薬は，できればすべて持参してもらう．

1 「呼吸困難」とは何か

- 呼吸困難とは，患者自身が息苦しさを自覚することである．しかし，自分で「息苦しい」と言わなくても，肩で息をしているのを見れば呼吸困難だと推測する．つまり，自覚的な訴えと他覚的な徴候をゴッチャにして使うことが多い．
- 「呼吸困難」すなわち「呼吸の障害」ではない．ハアハアと肩で息をしていても，階段を駆け昇った直後かもしれない．あるいは，精神的なショックでそうなったのかもしれない．本当に呼吸が障害されているものを区別することがポイントとなる．

2 「呼吸不全」とは何か

- 呼吸の目的は次の2つである（当たり前ですが）．そのいずれかに不具合がおこった状態を呼吸不全とよぶ．確実に診断するには，動脈血ガス分析を行って，酸素分圧（PaO_2）と二酸化炭素分圧（$PaCO_2$）を測定する．
- 外気から酸素を取り込み，動脈血を酸素化する　⇒　呼吸不全で PaO_2 が低下
 （酸素化障害型の呼吸不全）
- 体内で大量に発生する二酸化炭素を排出する　⇒　呼吸不全で $PaCO_2$ が上昇
 （換気障害型の呼吸不全）
- 呼吸の仕事を3つの要素に分解して考える．
 ①気道が開通してなければ，息はできない．【気道】
 ②呼吸運動によって肺に空気が出入りしなければならない．【換気】
 ③肺胞に入った酸素が，血液中へ移行しないといけない．【酸素化】
- 呼吸不全の起こり方も，気道 – 換気 – 酸素化という3つのレベルに分類する．

❶ 気道の狭窄／閉塞（＝窒息）

- 上部気道（喉から気管分岐部まで）の病変によっておこる．
- 異物や炎症，腫瘍などによって閉塞する場合と，意識障害に伴う舌根沈下によって閉塞する場合がある．

❷ 換気障害型呼吸不全（☞右図）

- 脳から呼吸筋へ神経信号を送る段階（神経 - 筋システム）に不具合がおこる場合と，胸郭の呼吸力学システムが障害される場合がある．
- 換気が不足すると，二酸化炭素がたまって

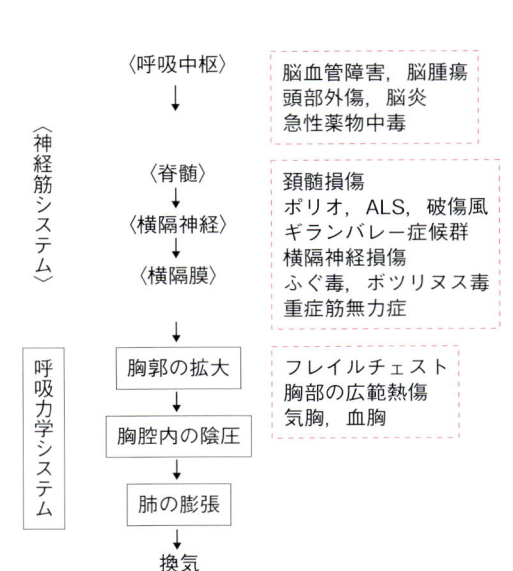

〈呼吸中枢〉 — 脳血管障害，脳腫瘍，頭部外傷，脳炎，急性薬物中毒
↓
〈脊髄〉
〈横隔神経〉 — 頚髄損傷，ポリオ，ALS，破傷風，ギランバレー症候群，横隔神経損傷，ふぐ毒，ボツリヌス毒，重症筋無力症
〈横隔膜〉

〈神経筋システム〉

胸郭の拡大 — フレイルチェスト，胸部の広範熱傷，気胸，血胸
↓
胸腔内の陰圧
↓
肺の膨張
↓
換気

呼吸力学システム

$PaCO_2$ が上昇する．換気障害がひどければ，低酸素血症にもなる．

❸ 酸素化障害型呼吸不全

- 肺自体に障害がおこり，酸素を取り込む効率が悪くなって PaO_2 が低下する．換気は代償的に過剰となることが多い（つまり，$PaCO_2$ は正常〜むしろ低下）．

3 呼吸不全のチェックポイント

呼吸困難に対し，まず，呼吸が危険な状態（呼吸不全）に陥っていないかを見極める必要がある．ERで患者を目の前にしたときのチェックポイントは以下の5つである．電話トリアージで分かりやすいのは，①呼吸数の増加，②努力呼吸，③喘鳴であろう．

❶ 気道の狭窄／閉塞の症状がないか？

- 陥没呼吸…吸気時に胸骨上窩，鎖骨上窩，肋間，心窩部などが陥没する．
- 努力呼吸…呼吸補助筋（胸鎖乳突筋など）を使っている，肩で息をしている．
- 吸気時の喘鳴は上部気道の狭窄，呼気時の喘鳴は下部気道狭窄．

❷ チアノーゼがないか？

- もしあれば，酸素飽和度70％未満の致死的な低酸素血症を示す．

（喘鳴）

❸ 呼吸様式の異常はないか？

（呼吸数の増加・減少）

- 呼吸数…成人なら，毎分30回以上または8回未満は危険信号．
- 努力呼吸（肩で息をしている），陥没呼吸．
- 起座呼吸…うっ血性心不全を示唆する． （努力呼吸）
- 胸郭の膨らみの左右差…無気肺や気胸を示唆する．
- シーソー呼吸，動揺胸郭…フレイルチェストや開放性気胸を示唆する．

❹ 意識は混濁してないか？

- 極端な低酸素血症や高 CO_2 血症では，意識レベルが低下する．

❺ SpO_2（パルスオキシメータ）

95％以上	:	安全域
94〜90％	:	要注意（差し迫った危険なし）
89〜85％	:	要改善（ただちに改善すべき）
85％未満	:	危急の低酸素血症

ただし，慢性的な低酸素血症に馴れているCOPD患者は，$SpO_2 < 85$％でも平気のことが多い．

4 呼吸困難をきたす原因疾患

緊急性が高い3つのグループは、すぐに治療を開始しなければならない．

緊急性が高い	呼吸を直接的に障害する	異物の誤嚥
		肺炎／気管支炎，気管支喘息の発作，気胸，COPDの急性増悪など
		神経筋疾患による呼吸運動の障害
		アナフィラキシー（喘息様症状，気道浮腫）
		ガス中毒による肺傷害
	循環器系の緊急症	急性冠症候群，肺塞栓症など …胸痛，急性循環不全の症状が参考になる．
	うっ血性心不全の増悪	心不全の既往，起座呼吸などが参考になる．
緊急性が低い		貧血，発熱，過換気症候群などによる呼吸促迫

5 胸痛を見逃さない

胸苦しい感じの、モヤモヤした胸痛は急性冠症候群にしばしば見られる．これを「息がつまるようだ」と表現する患者は少なくない．また、呼吸困難と胸痛が同時におこった急性肺塞栓症の場合に、患者が「呼吸困難」しか訴えないからといっても、「胸痛」を聞き逃してしまったのでは困る．こうした失敗をしないよう、最初に「胸痛」について尋ねたほうがよい．

6 関連症状からも原因疾患を推測できる

咳，痰	※咳では，乾性咳嗽（コンコンという咳）と，痰を伴う湿性咳嗽を区別する．	
	乾性咳嗽	上気道炎，胸膜炎，間質性肺炎，気道異物
	湿性咳嗽	肺／気管支の炎症や気管支喘息
	泡沫状の痰，ピンク色の痰…うっ血性心不全	
発熱	肺炎などの感染症を示唆する．	
血痰／喀血	肺，気管／気管支の病気を示唆する．	
胸痛／背部痛	急性心筋梗塞，肺塞栓症，自然気胸などに顕著．	
皮下気腫	気胸，縦隔気腫，肺の圧損傷などを疑う．	

13 動　悸

年　　月　　日　　時　　分 ［通報者］本人，家族，他（　　　）
患者氏名＿＿＿＿＿＿＿＿＿＿＿＿＿＿＿＿＿＿＿＿＿　　＿＿＿歳［男　女］
主訴（相手の言葉で）＿＿＿＿＿＿＿＿＿＿＿＿＿＿＿＿＿＿＿＿＿＿＿＿＿＿

発症	いつ頃から（　　　）［分 / 時間 / 日］前　　　　　　　　　　突然に　徐々に
経過	持続（　　　）［秒 / 分 / 時間］
	現在も　続いている　消えた　　　　　　　　消失は　突然に　徐々に
脈拍の数	脈の数え方がわからない　数えられない　　☞ 可能であれば指導してみる
	普通　やや速い*（＞100/分）　速い（＞120）　　　　　速い ☎119
	※目安は，～12か月＞160，～2歳＞120，～8歳＞110，9歳以上＞100/分
脈の不整	ない　脈がとぶ　脈の間隔が乱れる
誘因，既往	ない　同じ症状がよくある　労作時におこる　安静時におこる

●全身状態，関連症状
胸痛	ない　モヤモヤ感　圧迫感　胸焼け　強い胸痛　肩や頸に拡がる痛み　　あり ☎119
循環の異常	ない　手足が冷たい　冷汗　　　　　　　　　　　　　　　　　　　あり ☎119
呼吸の異常	ない　呼吸が速い*　息苦しい　息切れ　ゼイゼイ　いびき　呼吸が弱い　あり ☎119
	※～2か月＞60，～12か月＞50，～5歳＞40，6歳以上＞30/分
意識障害	ない　いつもと違う　会話が変　興奮　もうろう　眠りこける　反応しない　あり ☎119
失神，めまい	ない　意識を失った　めまい / 立ちくらみ　起き上がれない　　　　あり ☎119
脱水症状	ない　ぐったり　皮膚や唇がカサカサ　尿が濃い　尿量少ない　　　　あり ☎119
頭痛	ない　ある　強い
嘔吐，下痢	ない　ある［嘔吐 / 吐き気 / 下痢］
発熱	ない　ありそう（未測定）　ある（　　　）℃（　　　）日前から
嗜好品，薬？	ない　過剰に飲んだ（アルコール / カフェイン飲料 / たばこ / 漢方薬）

●基礎疾患，既往歴，生活歴など
治療中の病気	ない　不整脈　心不全　心筋梗塞　高血圧　糖尿病　高脂血症
または既往疾患	甲状腺疾患　過換気症候群　気管支喘息　COPD
内服中の薬	ない　喘息の薬　風邪薬　　　　　　　　　　　　　ワルファリン　抗血小板薬
ストレス因子	ない　極端に忙しい　ストレスが多い　不眠

●指導
☑　内服中の薬は，できればすべて持参してもらう．

1 「動悸」とは何か

- 心臓の鼓動を自覚することを動悸とよぶ．動悸を感じるとき，心拍はしばしば速くなったり（頻脈），乱れたり（不整脈）しているが，それは必須条件ではない．
- 私たちは日ごろ心臓の鼓動を感じることはないが，階段を駆け上がったり，何かでびっくりしたときに早鐘を打つような鼓動を自覚する．このような動悸は，交感神経が一時的に興奮すると起こる生理的なものであり，誰も病的とは考えないが，それ以外のときに動悸を感じると，心臓の病気ではないかと疑って受診することになる．

2 動悸の原因疾患

「心臓の病気」，「心臓以外の病気や薬物の影響」，「心因性」の3つに分類される．それぞれの頻度は施設の性格によって違ってくるが，3者ともよく経験する疾患である．

心原性	不整脈	心房細動	
		期外収縮	上室性，心室性など
		頻脈	洞性，上室性，心室性，WPW症候群など
		徐脈	房室ブロックなど
		洞不全症候群	
	不整脈以外	先天性心疾患，うっ血性心不全，虚血性心疾患，心筋症，心筋炎，弁膜疾患，僧帽弁逸脱など	
非心原性	疾患	心収縮力の増強，頻脈	貧血，発熱，甲状腺機能亢進症，循環血液量の減少
		電解質異常	
		呼吸器疾患	
	薬物	カフェイン，アルコール，たばこ，心不全の薬，抗不整脈薬，喘息治療薬など多種多様	
心因性	不安障害，パニック障害		

3 問診のチェックポイント

❶ 不整脈（頻脈を含む）の有無，発症の経過

- 動悸の訴えがあったとき，まず不整脈かどうかを知りたい．しかし，自分で脈拍をみている患者は非常に少ない（脈の触知法や脈拍の数え方もよく知らないことが多い）．
- 突然に発症し，突然に消えるような動悸は，発作性頻拍である可能性が高い．

❷ 危険な随伴症状

動悸は生理的反応としても起こり得る症状であり，ただちに危険視する必要はない．むしろ，重症度や緊急性は，原因となった疾患や病態によって決まる．それを推測する手

がかりは随伴症状である．特に，下記の症状が現われているときは緊急性が高い．

- **胸痛** ☞**3** 胸痛

  急性冠症候群の際に，不整脈が発生することは少なくない．また，不整脈はなくても動悸を感じることがある．胸痛（モヤモヤ感とか圧迫感，胸焼けのような漠然とした胸痛も含めて）を伴った動悸は要注意である．

- **呼吸困難** ☞**12** 呼吸困難

  うっ血性心不全を疑う必要がある．また，急性冠症候群の発症に伴って急激に心機能が低下した場合も，呼吸障害が生じる．

- **循環不全**

  冷汗，末梢の冷感があれば，急性循環不全を疑う．

- **めまい，失神，立ちくらみ** ☞**11** めまい，**6** 失神

  これらは起立性低血圧を疑わせる症状であり，循環血液量の減少，高度の貧血，高度の脱水などを考えておかないといけない．あるいは，徐脈によるアダムス‐ストークス症候群の可能性もある．

❸ 注意すべき病歴

病歴の聴取からわかることは多い．たとえば，
- 甲状腺機能亢進症の既往や症状
- 興奮作用のある薬物や嗜好品
- 心疾患の既往
- 心因性（不安障害，パニック障害）を思わせる病歴や生活歴

4　不整脈の緊急治療

ここでは，ERにおける初療プロセスの概略を解説する．

❶ まず，次の2つの要素を評価し，緊急性を判断する．

①危険な症状が出現していないか？

バイタルサインを確認する．失神，胸痛，ショック症状，呼吸困難などはないか．

②不整脈のタイプは？

心室細動やショックに移行しやすいタイプを見逃さない…たとえば，
- 心室頻拍
- 房室ブロックのうち，3度（完全ブロック），高度，2度モービッツ2型の3種類
- 極端な徐脈（心拍数30以下）
- 心室性期外収縮の一部（多源性，連発，R on T型など）

❷ 徐脈性不整脈への対処

・重篤な症状があれば，ただちに薬物療法および経胸壁ペーシングを行う．

> アトロピン静注
> 場合により，ドパミン，アドレナリン，イソプロテレノル

> ペーシング機能付き
> 除細動器を準備する

・経静脈ペーシングを考慮する…上記治療が反応不良の場合や，房室ブロック（3度，高度，2度モービッツ2型）の場合など．

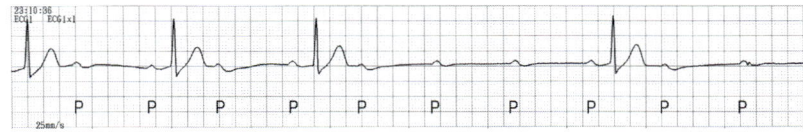

高度房室ブロック

❸ 頻脈性不整脈への対処

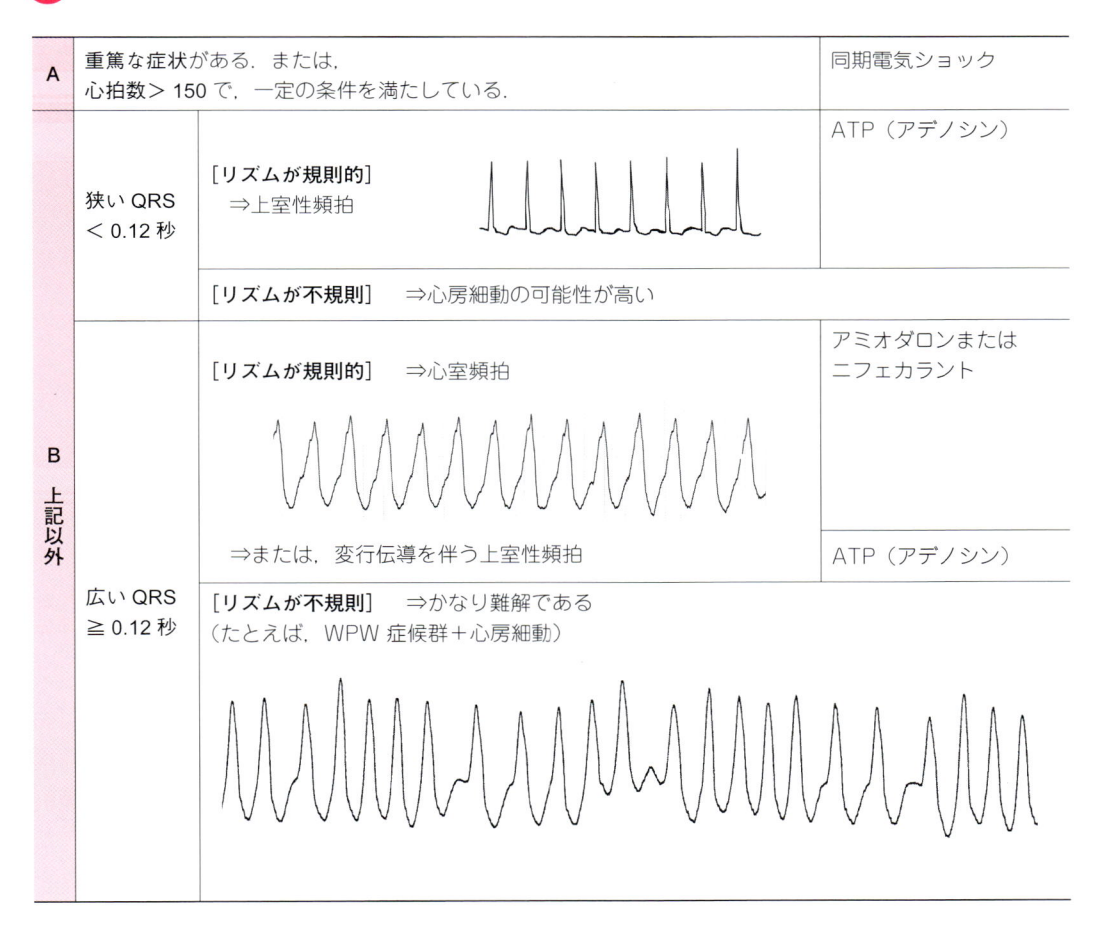

A	重篤な症状がある．または，心拍数＞150で，一定の条件を満たしている．		同期電気ショック
B 上記以外	狭いQRS ＜0.12秒	[リズムが規則的] ⇒上室性頻拍	ATP（アデノシン）
		[リズムが不規則] ⇒心房細動の可能性が高い	
	広いQRS ≧0.12秒	[リズムが規則的] ⇒心室頻拍	アミオダロンまたはニフェカラント
		⇒または，変行伝導を伴う上室性頻拍	ATP（アデノシン）
		[リズムが不規則] ⇒かなり難解である （たとえば，WPW症候群＋心房細動）	

14 吐き気，嘔吐

　　　　　　　　　　　年　月　日　　時　　分　[通報者] 本人，家族，他（　　　）
患者氏名＿＿＿＿＿＿＿＿＿＿＿＿＿＿＿＿＿＿＿＿＿＿　　＿＿歳　[男　女]
主訴（相手の言葉で）＿＿＿＿＿＿＿＿＿＿＿＿＿＿＿＿＿＿＿＿＿＿＿＿＿＿＿

発症，頻度	（　　　）[分 / 時間 / 日] 前から　　　（　　　）時間で（　　　）回くらい
吐物の性質	食物　黄色い水　薄ピンク　新鮮血 / 古い血が混じる　　　　　吐血 ☎119
*真の嘔吐？	咳き込んだ時に吐いた　食べ物を飲み込まずに出した　　　　*乳幼児の場合に質問

●全身状態，関連症状

呼吸の異常	ない　呼吸が速い*　息苦しい　息切れ　ゼイゼイ　いびき　呼吸が弱い　　あり ☎119
	※ 〜2か月 >60，〜12か月 >50，〜5歳 >40，6歳以上 >30/ 分
循環の異常	ない　手足が冷たい　冷汗　　　　　　　　　　　　　　　　　あり ☎119
意識障害	ない　いつもと違う　会話が変　興奮　もうろう　眠りこける　反応しない　あり ☎119
腹痛 / 腹満	ない　軽い　強い
下痢	ない　軽い　多い（水様 / 粘液 / 粘血便 / 血便 / タール）　　下血 ☎119
胸痛 / 背痛	ない　軽い　強い　　　　　　　　　　　強い ☞ 3「胸痛」（☎119）
頭痛	ない　軽い　強い　　　　　　　　　　　強い頭痛 ☞ 2「頭痛」（☎119）
発熱	ない　ありそう（未測定）　ある（　　　）℃（　　　）日前から
めまい	ない　軽い　強い

●脱水の程度

水分摂取	できる　不十分　全くできない（　　　時間くらい）
脱水症状	ない　立ちくらみ / めまい　ぐったり　皮膚や唇がカサカサ　泣いても涙が出ない
尿	出ている　尿が濃い　尿量少ない

●基礎疾患，既往歴，生活歴など

妊娠，生理	ない　生理がない　妊娠（　　　）週　　外傷　最近の外傷（頭　胸　腹）
食中毒，渡航歴	ない　身近の発症者（　　　）　1週間以内の渡航歴（　　　）
治療中の病気	ない　消化器疾患（　　　　　　　　　　　　）癌（　　　　　　）
または既往疾患	脳の病気
内服中の薬	ない　向精神薬　抗癌剤　　　　　　　　　　ワルファリン　抗血小板薬

●指導

☑　高齢者，病弱者では嘔吐時に誤嚥させないよう，側臥位を勧める．
☑　吐物と，拭きとった布や紙はビニール袋に密閉する（感染防止）．内容を見たければ，袋ごと持参させる．なお，吐物に接触したら，手をよく洗うように注意する．
☑　内服中の薬は，できればすべて持参してもらう．

1　吐き気，嘔吐をおこす脳のメカニズム

- 脳（延髄）の嘔吐中枢が刺激をうけると，吐き気（悪心）を感じる．刺激は4つの経路から来る…①咽頭，消化管，②前庭神経，③化学受容器トリガー帯，④上位の脳．
- 吐き気を感じた嘔吐中枢が一連の反射運動を発動すると，嘔吐する．小児は成人よりも嘔吐中枢が敏感なようだ．ちょっとしたことでも，すぐ吐くのはそのためだろう．

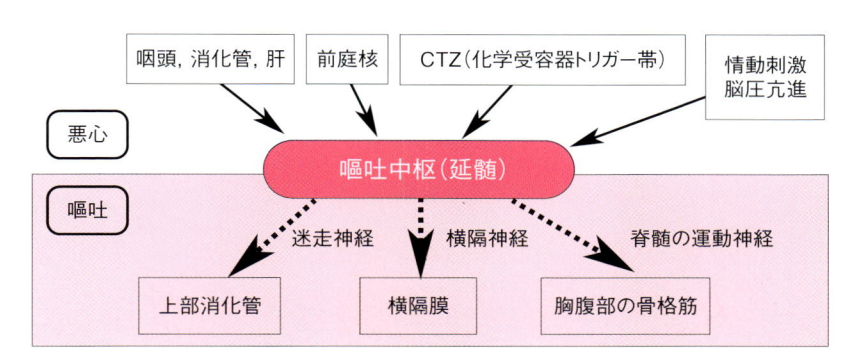

```
           咽頭, 消化管, 肝   前庭核   CTZ(化学受容器トリガー帯)   情動刺激
                                                            脳圧亢進
   悪心           ↘         ↓          ↓                ↙
                        嘔吐中枢（延髄）
   嘔吐      ↙ 迷走神経   ↓ 横隔神経   ↘ 脊髄の運動神経
           上部消化管    横隔膜       胸腹部の骨格筋
```

2　吐き気，嘔吐の原因疾患

> 原因疾患は多種多様

嘔吐中枢への刺激経路ごとに，原因疾患を分けて考える．

❶ 咽頭，消化管，肝

様々な消化器疾患で吐き気がおこる．特に，ウイルス性嘔吐（下痢）症，食中毒，イレウスなどでは激しい嘔吐を伴う．

❷ 前庭核，前庭神経

前庭神経に障害があるときに生じる「めまい」では，吐き気が誘発される．特に，メニエール病などの内耳性めまいでは，激しい嘔吐が珍しくない．

❸ 化学受容器トリガー帯（CTZ）

CTZは脳内（第四脳室底の最後野）にあり，様々な化学物質に反応する．
代表的な刺激物質は
①医薬品（たとえば，抗癌剤による吐き気）
②各種の中毒物質
③代謝異常で増加する内因性物質（腎不全，糖尿病性ケトーシスなど）

❹ 上位の脳

脳から強い刺激があると吐き気を催す．たとえば，情動刺激や痛み（慢性頭痛や緑内障），あるいは精神的要因などである．頭蓋内疾患（頭部外傷，脳卒中，髄膜炎など）の急性

期にも，嘔吐がよくおこる．また，頭蓋内圧が上昇すると嘔吐が誘発される（そのために，頭の外傷や脳疾患の急性期には嘔吐に注意）．

❺ その他

刺激の原因が不明なものもある．たとえば，つわり（妊娠悪阻）．

3 随伴する症状が重要

吐き気／嘔吐の原因は非常に多いから，随伴する症状を適確に聞き出さないと，大事な病気を見逃す．たとえば，
・強い頭痛，あるいは神経学的異常（片麻痺など）があれば，頭蓋内の疾患（脳血管障害，頭部外傷，髄膜炎など）を疑わねばならない．これらは頻度こそ低いが，緊急性が高いためにダークホース的な存在である．
・アナフィラキシーや急性心筋梗塞，緑内障などでも，しばしば嘔吐を伴う．

4 本物の嘔吐かどうか（小児の場合）

子どもが口から食べ物を出したら，母親はそれをすべて「吐いた」と表現する傾向がある．その中には本物の嘔吐ではないものが混じっている．たとえば，
・子供が咳き込んでいる最中に吐くことは多いが，それは嘔吐中枢の刺激（真の嘔吐）ではない．むしろ，咳き込むのはなぜか（咳の原因疾患は何か）を考える必要がある．
・口の中や喉が痛くて，飲み込まずに出すこともある．その場合は，口腔内や咽頭が痛くなるような原因疾患を考えなければならない．

5 脱水の評価

脱水の程度は，臨床症状や検査データから総合的に評価するしかない．参考までに，成人患者における脱水の判定に利用する項目を列挙する．もちろん，電話トリアージにはこの一部しか使えないが，基礎知識として知っておくべきである．

❶ 体重の減少

・ふだんの体重が正確にわかっていて，それが数日で急に減少すれば，からだ全体の水分量がそれだけ減少したことを示す．

❷ 循環の状態

・頻脈，起立性低血圧，毛細血管再充血時間※の遅れは，循環血液量の不足を示す．
　※患者の爪を検者の指先で圧迫し，急に圧迫を解除したとき爪床に赤みがもどるまでの時間．通

常は 2 秒以内.
- 逆に，頸静脈怒張と肺うっ血は，循環血液量の過剰（あるいは心不全）を示す．

3 尿の所見

- 尿の濃縮および尿量減少は，脱水を示す．

4 皮膚や粘膜の所見

- 浮腫は間質の水分量が増加していることを示す．
- 逆に，ツルゴール（皮膚弾力性）の低下，口腔粘膜の乾燥，眼球陥没などは脱水を示す．

5 臨床検査値

- 血液の濃縮（総タンパク，Hb などの高値あるいは上昇傾向）は脱水を示す．
- 血中 BUN/Cr 比の上昇（> 20）は脱水を示す．

6 嘔吐による合併症にも注意

1 誤嚥

- 誤嚥の危険は常に考えておく必要がある．意識障害のある患者ではもちろんだが，高齢者は気付かないうちに誤嚥していることがあり，肺炎をおこしやすい．

2 食道損傷

- 比較的まれであるが，続けて嘔吐しているうちに血が混じるようになった場合はマロリーワイス症候群の可能性がある． ☞ 16 吐血，下血
- 特発性食道破裂はさらにまれだが，胸痛，背痛，心窩部痛を伴う場合に要注意．

3 脱水

- 吐き気や嘔吐が続くために経口摂取が半日（小児）〜1 日（成人）止まると，輸液を要する程度の脱水になる．

7 感染性の吐物，下痢便の処理

感染性胃腸炎の多くはウイルスによるものであり，吐物の中には病原体が含まれていると疑ってかかったほうがよい．特に，ノロウイルスの場合は感染力が強いので，嘔吐物や下痢便の処理を厳重に行うことが望ましい．
〔具体的な指導法〕 ☞ 27 食中毒

15 下痢

年　月　日　時　分	[通報者] 本人，家族，他（　　　）	
患者氏名 _____ _____歳 [男　女]		
主訴（相手の言葉で）_____		

発症	（　　　）[分/時間/日]前	排便の頻度 （　　　）時間で（　　　）回くらい
便の性状	軟便　泥状　水様　粘液性	
血の混入	ない　薄いピンク　イチゴゼリー状　真っ赤　真っ黒	大量の血液 ☎119

●全身状態，関連症状

呼吸の異常	ない　呼吸が速い※　息苦しい　息切れ　ゼイゼイ　いびき　呼吸が弱い　　あり ☎119
	※〜2か月>60，〜12か月>50，〜5歳>40，6歳以上>30/分
循環の異常	ない　手足が冷たい　冷汗　　あり ☎119
意識障害	ない　いつもと違う　会話が変　興奮　もうろう　眠りこける　反応しない　　あり ☎119
神経症状	ない　しびれ（唇舌，手足）　話しにくい　飲み込みにくい　眼がかすむ　　あり ☎119
吐き気，嘔吐	ない　軽い　強い（食物 / 黄色い水 / 薄ピンク / 血が混ざる）　　吐血 ☎119
腹痛	ない　軽い　強い（上腹部 / 下腹部 / 全体）
発熱	ない　ありそう（未測定）　ある（　　　）℃（　　　）日前から

●脱水の程度

水分摂取	できる　不十分　全くできない（　　　時間くらい）
脱水症状	ない　立ちくらみ / めまい　ぐったり　皮膚や唇がカサカサ　泣いても涙が出ない
尿	出ている　尿が濃い　尿量少ない

●基礎疾患，既往歴，生活歴など

疑わしい食事	ない　生肉　卵　貝類　未殺菌の牛乳 / ジュース　池や川の水を飲んだ / 泳いだ
身近に下痢の人	いない　いる（誰：　　　）　渡航歴　ない　1週間以内（どこ：　　　）
治療中の病気	ない　胃腸の疾患　腹部の手術　腎疾患　肝硬変　癌
または既往疾患	_____
内服中の薬	ない　　　　　　　　　　　　　　　　　　　　　ワルファリン　抗血小板薬

●指導

- ☑ 下痢便を拭きとった紙やおむつを，ビニール袋に密閉して持参してもらうとよい．糞便の性状を確認し，必要なら培養にも使うことができる．
- ☑ 手をよく洗うように注意する．
- ☑ 内服中の薬は，できればすべて持参してもらう．

1 急性下痢と慢性下痢

- 急性におこった下痢と，慢性的に繰り返している下痢では，原因疾患がかなり違うので区別して考える．
- 目安として，急性下痢とは持続が2週間以内，慢性下痢とは1か月以上続くものをいう．
- 救急外来では急性下痢をみることが多い．

2 急性下痢の原因

1 発症機序

下痢とは水分の多い排便のことであり，通常は排便回数もふえる．消化管内には，飲食物に加えて，その数倍の消化液が分泌される．その結果，空腸上部を通過する水分量は1日5～10ℓにも達するが，その多くは小腸で，残りも結腸で吸収され，糞便中にはわずかな水分しか残らない（だから，便は固形である）．下痢になるのは多くの水分が残ったまま排便するときであり，発症機序から4つに分類される．

	機序	原因疾患など
浸透圧性下痢	腸管内に吸収されないまま残った水分による．	キシリトールや甘味料などの糖類 先天性腸吸収障害
分泌性下痢	腸管内に分泌された電解質や水分による．食事しなくても起こる．	感染性：ロタウイルス，コレラ，毒素原性大腸菌
浸出性下痢	炎症を起こした腸管から分泌されたタンパク質，血液，粘液による．	感染性：サルモネラ属，赤痢 非感染性：クローン病，潰瘍性大腸炎，大腸癌
吸収不良，腸管の閉塞や狭窄，運動異常		下剤，腸切除後，消化酵素の欠乏，糖尿病や強皮症による腸管運動異常，細菌の異常繁殖，悪性腫瘍による腸管狭窄，過敏性腸症候群，ホルモン産生腫瘍による腸管運動異常，甲状腺機能亢進症

2 感染性か，それ以外か

治療上の観点からは，原因疾患を感染性と非感染性に分ける．急性下痢症では感染性疾患が圧倒的に多い．

- 感染性…細菌，ウイルスなど．
  直接的なヒト-ヒト感染のこともあれば，飲食物を媒介して（すなわち，食中毒として）感染することもある．発熱を伴うことが多く，流行や集団発生，渡航歴などの疫学的情報も役立つ． ☞ 27 食中毒
- 非感染性…炎症性腸疾患，がん，ホルモン異常，薬剤性，食餌性，心因性など．
  既往歴や随伴症状などの病歴が役立つ．

3 下痢便の性状

水様便	急性腸炎，食中毒，アレルギー性腸炎，偽膜性腸炎，消化管カルチノイド，赤痢の初期
粘血便	食中毒の一部（腸炎ビブリオ，サルモネラの一部，カンピロバクター），潰瘍性大腸炎，大腸癌や大腸ポリポーシス，抗生物質による出血性大腸炎，腸重積
米のとぎ汁様の便	コレラ
不消化便	過敏性大腸炎
タール便	上部消化管からの出血

・鮮紅色の血液が混じっていれば，大腸の活動性炎症を疑う．特に，下部結腸や直腸にびまん性潰瘍を形成すると，血液と粘液，膿が混合した，ほとんど固形成分を欠いた下痢便になる．
・感染による腸炎は水様便になることが多い．ただし，サルモネラやカンピロバクターでは粘血便になることがある．

4 下痢の重症度と対処法

❶ 脱水の重症度

下痢患者の重症度を左右する第一の要素は，下痢による脱水である．

軽症	口渇．軽度不安．脈や呼吸，血圧は正常．尿はやや濃い．
中等症	口渇強い．体動によるめまい．脈は速くなり，呼吸はやや亢進，血圧はときに低下．尿は濃くなり，量が減少する．
重症	冷汗，四肢が冷たい．意識が混濁．頻脈で呼吸は促迫．血圧が低下し，ときにショック．尿はほとんど出ない．

・重症度が上がるにつれて，おもに循環が障害されてくる．
・中等症や重症の患者に対しては点滴が必要になる．
・軽症例は自宅療養となるが，水分だけでなく適度の塩分，糖分を摂取させる．食品ではみそ汁やスープが塩分補給によい．経口補液剤（ORS；Oral Rehydration Solution）として，市販品（OS-1 など）を使用してもよいが，自宅で作ることもできる．

【ORS レシピ】水 1ℓ に上白糖 40g（大さじ 4 と 1/2 杯），塩 3g（小さじ 1/2 杯）を溶かし，果汁を加える．

❷ 原因疾患（感染症など）の重症化にも注意する

以下のような症状は要注意である．
- 強い腹痛，しぶり腹，あるいは高熱（>39℃）を伴う．
- 頭痛，筋肉痛，その他の全身的な随伴症状が強い．
- 便の性状が血性便，粘血便，タール便である．

5 感染性の吐物，下痢便の処理

感染性胃腸炎の多くはウイルスによるものであり，吐物の中には病原体が含まれていると疑ってかかったほうがよい．特に，ノロウイルスの場合は感染力が強いので，嘔吐物や下痢便の処理を厳重に行うことが望ましい．
〔具体的な指導法〕 ☞ 27 食中毒

COLUMN　電話の向こうが見えている？

　電話応対についてお叱りを受けることがあります．煩雑な救急外来でのトラブルは患者さんと医療者の双方だけでなく，他の患者さんや病院にも迷惑をかけることになります．声のトーンや言い方で電話先の情景を思い浮かべるのは，相手も同じです．こちらの態度や気持ちは言葉の端々から相手に伝わります．多忙な救急外来ではありますが，電話時間はそう長くはありません．真摯な態度で電話応対することが双方にとって一番良い結果を招きます．

16 吐血，下血

```
                    年  月  日   時   分 ［通報者］本人，家族，他（     ）
          患者氏名＿＿＿＿＿＿＿＿＿＿＿＿＿＿＿＿＿   ＿＿歳 ［ 男 女 ］
          主訴（相手の言葉で）＿＿＿＿＿＿＿＿＿＿＿＿＿＿＿＿＿＿＿＿＿＿
```

吐血	ない	薄ピンク　真っ赤　黒褐色　真っ黒
発症		（　　　　）［分 / 時間 / 日］前から
量，回数		少ない　多い（　　　　　　　　　　　）　　回数（　　　　　）
きっかけ	ない	飲酒のあと　食事のあと　嘔吐が続いたあと　鼻血を出したあと
下血	ない	便が赤い（薄ピンク　イチゴゼリー状　粘血便　暗赤色）　黒色便
		紙に血がつく　便に血が付着している
発症		（　　　　）［分 / 時間 / 日］前から
量，回数		少ない　多い（　　　　　　　　　　　）　　回数（　　　　　）

　　　　　　　　　　　　　　　　　　　　　　　　大量の吐血または下血　☎119

● 全身状態，関連症状

呼吸の異常	ない	呼吸が速い※　息苦しい　息切れ　ゼイゼイ　いびき　呼吸が弱い	あり ☎119
		※ 〜2か月 >60，〜12か月 >50，〜5歳 >40，6歳以上 >30/分	
循環の異常	ない	頻脈※　手足が冷たい　冷汗	あり ☎119
		※ 〜12か月 >160，〜2歳 >120，〜8歳 >110，9歳以上 >100/分	
意識障害	ない	いつもと違う　会話が変　興奮　もうろう　眠りこける　反応しない	あり ☎119
失神，めまい	ない	意識を失った　めまい / 立ちくらみ　起き上がれない	あり ☎119
腹痛	ない	軽い　強い	
発熱	ない	ありそう（未測定）　ある（　　　）℃（　　　）日前から	

● 基礎疾患，既往歴，生活歴など

治療中の病気	ない	胃腸疾患（胃十二指腸潰瘍　　　　　　　　　）　肝硬変　出血性素因
または既往疾患		癌　腹部の手術
内服中の薬	ない	鎮痛解熱薬　ステロイド　　　　　　　　　　　　　　ワルファリン　抗血小板薬

● 指導

- ☑ 排便のあと紙に鮮血がつく程度の少量出血で，そのあと出てないようであれば，急いで受診する必要はない．
- ☑ 内服中の薬は，できればすべて持参してもらう．

1 排泄物の色から，出血の部位および原因疾患を推定できる

	上部消化管出血	下部消化管出血
出血部位	食道，胃，十二指腸 （鼻血を飲み込んで吐いた場合も含まれる）	空腸，回腸，結腸，直腸，肛門
吐血の性状	**鮮血**…食道からの出血であることが多い 　　　（食道静脈瘤，マロリーワイス症候群） 　　　胃出血でも急速大量ならば鮮血になる **黒褐色（コーヒー残渣様）** 　　…胃十二指腸の病変であることが多い 　　　（潰瘍，急性粘膜病変，ときに癌） 　　※吐血しないこともある	※吐血しない
下血の性状	**黒褐色～黒色（タール便）** ※下血までに1日～数日かかる	**暗赤色～黒褐色**…結腸の病変が多い **鮮血**…肛門，直腸の病変が多い **粘血便**（便と血液が混在した状態） 　…感染性腸炎，消化不良，下部消化管腫瘍， 　　結腸憩室炎，腸重積

- 上部消化管から出血した場合，すぐに吐いたら真っ赤な鮮血である．しかし，胃内に貯まって時間がたつと，胃酸のはたらきで黒褐色（コーヒー残渣様）に変わる．すなわち，吐物の色によって，出血から吐血までの時間経過がわかる．
- 上部消化管出血が必ず吐血するとは限らない．ただし，吐かなくても，1日～数日後には便に出てくるが，その場合には黒色（タール便）になる．
- 下部消化管からの出血では，肛門に近いほど赤い色調になる傾向がある．

2 吐血や下血の量は，必ずしも，実際の出血量を反映しない

- 吐血／下血は消化管内への出血であるから，その全量がすぐに嘔吐や排便によって外に出るわけではない．すなわち，実際の出血量は，吐血や下血の量よりも多いはずであるが，それを正確に知る方法はない．
- 出血が続いているのか止まっているのかも，内視鏡で観察しないかぎりわからない．
- 吐血や下血の量を知ることは重要だが，それだけで重症度を判断してはいけない．

> それでは，何をみて重症度を判断するか？　☞次項3

3 バイタル・サインが重要である

❶ 大出血を示す危険なサインとは

正確な出血量や出血速度，止血の有無などを簡単に知る方法はない．しかし，バイタル

サインから，危険性（緊急性）を大ざっぱに推定することはできる．以下は，出血性ショックあるいはその準備状態を示す危険なサインである．

- 末梢循環不全…手足が冷たい，額や手掌の冷汗，顔面蒼白，爪の色が悪い
- 起立性低血圧…立ちくらみ，めまい
- 脈拍の変化…頻脈，脈が弱い
- 呼吸の変化…呼吸が速い
- 尿量の減少

❷ ショック指数は出血量の推定に役立つ

> ※ショック指数＝1分間の脈拍数÷収縮期血圧（mmHg）

- 通常は0.5〜0.7くらいである（例えば，脈拍72で血圧120では72/120＝0.6）．
- ショック指数が1なら約1ℓの出血，1.5なら約1.5ℓの出血と推定する．
- ただし，血圧が下がっても頻脈にならない患者はいるので，ショック指数を盲信してはいけない．

4　既往歴の問診

消化管出血は，原因疾患によって対処法が違うので，既往疾患の情報がほしい．
- 胃十二指腸潰瘍の既往，潰瘍を作りやすい薬（解熱鎮痛薬，ステロイドなど）の服用歴
- 肝疾患（黄疸，肝硬変）の既往…食道静脈瘤の可能性
- 飲酒，嘔吐に誘発された吐血…マロリーワイス症候群の可能性
- 難治性の慢性下痢や腹痛…潰瘍性大腸炎，クローン病の可能性
- 排便習慣の変化，慢性的な腹痛，体重減少…悪性腫瘍の可能性

5　来院後どのように対処するか

- まず，酸素投与．
- 出血性ショックからの回復を最優先する．
  静脈路確保，急速輸液，輸血の準備…目標は収縮期血圧＞100，ショック指数＜1
  逆に，循環が安定していれば，この部分は慌てなくてよい．
- 出血源を確実に知るために，可能であれば緊急内視鏡検査を早く行いたい．
- 止血処置…通常は内視鏡的に行う．そのためにも緊急内視鏡が急がれる．

| COLUMN | **状況をコントロールするための声掛け** |

　女性より電話があり,「帰宅すると夫がソファーで血だらけです,今から連れていきます」と切迫した状況が伝わり,少々パニックになっている情景が浮かびました.意識はありますか？息はしていますか？どこから血が出ていますか？など聞いても,やや怒号で「連れていきます」と言われ,一方的に電話を切られました.20分後車いすに座っている男性が血を流しながら来院しました.ICUへ入室するほどの重症でした.救急車を依頼するように指示すべきであったと思います.

　相手がパニック状態になっている場合,「患者さんの状態を判断するためにこれからいくつか質問します.治療に必要なことですので,ご協力ください」と最初に告げて安心感を与えていたら,状況が変わった可能性があります.相手の剣幕に押され,医療者も焦り質問を投げかけるだけでは,双方にとって解決策にはならないと感じたケースでした.

17 鼻出血

年　月　日　　時　分　[通報者] 本人，家族，他（　　）	
患者氏名＿＿＿＿＿＿＿＿＿＿＿＿＿＿＿＿＿＿＿＿＿歳 [男　女]	
主訴（相手の言葉で）＿＿＿＿＿＿＿＿＿＿＿＿＿＿＿＿＿＿＿＿＿	

発症	（　　　）[分／時間] 前から　　　　　今の出血は（続く，弱まった，止血した）
きっかけ	ない　鼻をかんだ／いじった　飲酒後　鼻を軽く打撲　顔面の外傷
出血量	すこし　タオル（　　）枚が真っ赤　コップ（　　）杯程度
出血の部位	わからない　（右，左，両方）から
出血の状況	だらだらと流出　拍動性に噴出　　　拍動性の激しい出血 ☞ 応急処置 ☎119
反復性	ない　頻繁に繰り返している

●全身状態，関連症状

呼吸の異常	ない　呼吸が速い*　息苦しい　息切れ　ゼイゼイ　いびき　呼吸が弱い　　あり ☎119
	※〜2か月>60，〜12か月>50，〜5歳>40，6歳以上>30／分
循環の異常	ない　手足が冷たい　冷汗　　　　　　　　　　　　　　　　　　　　　あり ☎119
意識障害	ない　いつもと違う　会話が変　興奮　もうろう　眠りこける　反応しない　あり ☎119
顔面外傷	ない　ある　☞ 要注意…強い頭痛　眼が見えにくい　二重に見える　サラサラした鼻血
	あり ☎119

●基礎疾患，既往歴，生活歴など

治療中の病気 または既往疾患	ない　血友病　血液疾患　肝硬変　癌　自己免疫疾患
内服中の薬	ない　解熱鎮痛薬　ステロイド　　　　　　　　　ワルファリン　抗血小板薬

●指導

- ☑ [応急処置] 顔面外傷のケースを除き，まず，「鼻つまみ」によって止血を試みる．
  上体を起こし，座位で顔を少し下に向けて血液がのどに流れないようにする．顔を上を向けたり，仰臥位にすると，血液が気管に流れ込みやすい．親指と人差し指で，小鼻とそのすぐ上を広くつまみ，10分間ほど圧迫する．
- ☑ 30分以上続く出血や，大量の出血，基礎疾患がある場合は，応急処置をしながらすぐ来院させる．それ以外は，応急処置で止血すれば，慌てて来院する必要はない．
- ☑ 鼻を冷たいタオルや氷で冷やすと，血管が収縮することで止血に役立つ．
- ☑ 乾いたティッシュペーパーを鼻に詰めると，抜く時に鼻の粘膜を傷つけ出血することがあるのでよくない．もし詰めるなら柔らかい布を使い，あまり奥まで入れない．
- ☑ 内服中の薬は，できればすべて持参してもらう．

1 鼻出血の原因

- 特発性鼻出血…原因が分からないものをさす．鼻血の70％程度を占める．
- 局所的要因…鼻いじり，外傷，鼻炎やアレルギーによる炎症．
- 全身的原因…出血性素因，薬剤の副作用による易出血性，高血圧や動脈硬化．

2 鼻出血の解剖学的部位

- キーゼルバッハ部位は鼻中隔の入口付近で，血管が多く，粘膜は薄い．10歳未満の小児では約90％，全年齢層でも約80％が，この部位の出血である．鼻腔の浅い所から出血しているため，「鼻つまみ」によって比較的容易に止血する．
- 鼻腔のもっと奥（中鼻道や鼻中隔後端など，蝶口蓋動脈の領域）からの出血は，高齢者に比較的多い．「鼻つまみ」では対応できないため，止血に難渋しやすい．

3 問診で大切なこと

- 患者や家族は鼻血を見て興奮していることが多い．それだけでも血圧が上昇し，出血量が増える原因になる．まず，落ち着かせることを心がける．
- 基礎疾患として出血性素因があったり，抗血小板薬（アスピリン，パナルジン，プレタールなど）や抗凝固薬（ワルファリンなど）を内服してないか確認する．その理由は2つ．
  ①「鼻つまみ」だけでは容易に止血できない可能性がある．
  ②安易に出血部位を焼灼処置すると，粘膜損傷を拡大して出血がさらに増加する危険がある．

4 出血部位を推定する方法

- 鼻翼全体をつまみ，顔面に押し当てるように圧迫してもらう．これで止血されるようであれば，比較的止血しやすいキーゼルバッハ部位などの出血である．逆に，これで止血できない場合は後方からの出血であり，止血に難渋することが多い．電話トリアージでは簡単に応用できない場合もあるが，試みる価値はある．

5 外来で止血処置をするとき，何を準備するか

- ほぼすべての患者が，処置中にむせたり，口腔内にたまった血液を吐き出す．このためマスク，手袋，エプロン，さらに防護メガネ（ゴーグル）を準備しておく．
- 処置中には出血や自律神経反射によるバイタルサインの変化がおこりやすく，失神することもある．対処しやすいように静脈路ラインを確保してから始める．

18 視力低下

年　月　日　　時　分　[通報者] 本人, 家族, 他（　　　）
患者氏名＿＿＿＿＿＿＿＿＿＿＿＿＿＿＿＿＿　＿＿歳 [男　女]
主訴（相手の言葉で）＿＿＿＿＿＿＿＿＿＿＿＿＿＿＿＿＿＿＿＿＿

発症	一瞬で　数十秒かけて　数分～数時間かけて　いつのまにか	一瞬で / 数十秒かけて　☎119
どの眼が	両眼　右眼　左眼	
どのように見えない	全く見えない　一部見えない　物が二重に見える　ゆがむ　まぶしい	
	黒い影がチラチラ見える　眼を閉じても光が見える　視野にギザギザした稲妻が見える	

●全身状態, 関連症状

意識障害	ない　会話が変	あり　☎119
他の眼症状	ない　眼の痛み　眼の出血　眼が開かない・動かない	
外傷の有無	ない　物が当たった / 刺さった　液体が付いた（酸性・アルカリ性）	

●基礎疾患, 既往歴, 生活歴など

治療中の病気	ない　糖尿病　高血圧　癌　動脈瘤　緑内障　片頭痛　脳梗塞
内服中の薬	ない　血糖降下薬　降圧薬　抗凝固薬　経口避妊薬　ステロイド　抗癌剤

●指導

- ☑ 液体が付いた場合（特にアルカリ性のもの）は，すぐに流水で10分以上洗う．その後すぐに救急受診する．その薬品（あるいは容器）を持参してもらう．
- ☑ 片眼の視力のみが一瞬でなくなり，痛み等の症状を伴わない場合は，眼球の圧迫・解除を数秒おきに繰り返しながら，すぐに救急受診をする．
- ☑ 内服中の薬は，できればすべて持参してもらう．

1　急性に視力低下をきたす代表的疾患

❶ 網膜動脈閉塞症

- 網膜中心動脈が血栓で閉塞し，一瞬で片眼が見えなくなる．症状が特徴的であり問診で疑うことが重要．
- 20分以上虚血が続くと，回復は困難であるため緊急度が高い．
- 疑った場合は眼球マッサージ（眼球の圧迫と解除）を繰り返し，すぐに眼科受診が必要．

❷ 化学薬傷

- 酸に比べて，アルカリ外傷の予後が，特に悪い．
- アルカリ物質は組織障害が強く，時間が経つと深く高度な障害を来たす．
- すぐに大量の水（流水がよい）で10分以上眼を洗浄する．その後すぐに眼科受診が必要．
- 目にかかった薬品を受診時に必ず持参する．

❸ 緑内障発作

- 急激な視力低下に加えて，頭痛・眼痛・嘔気・嘔吐・眼充血などを伴う．
- 眼圧が上昇するものは，瞼を触ると明らかに硬くなっている．その場合は緊急処置が必要となるため，すぐに眼科受診が必要．

❹ 穿孔外傷

- 鉄片による外傷が多い．痛みが軽いこともあるが，放置すると失明する恐れがあるためすぐに受診が必要．異物は手術によって除去し，感染の予防が必要．

❺ 脳出血・脳梗塞

- 両眼視すると複視が出る場合で他の神経症状を伴う場合は，脳出血，脳梗塞を考慮する．

2　飛蚊症や光視症について

黒い蚊のようなものが見えることを飛蚊症といい，眼を閉じても白い光を感じることを光視症という．これらは加齢性変化のことも多いが，眼底出血・網膜炎・網膜剥離・網膜裂孔を起こしている可能性もあるため，初発では注意が必要となる．

19 じんま疹, アレルギー

　　　　　　　　　　　年　月　日　時　分　[通報者] 本人, 家族, 他（　　　）
患者氏名_____　___歳　[男　女]
主訴（相手の言葉で）_____
　　※　発疹が不明瞭でも全身のかゆみが強かったり, アレルギー反応を疑った場合を含む.

発症	（　　　）[分 / 時間 / 日] 前より	
発疹	ない　ある（部位：　　　　　　　）　身体中が赤い	
かゆみ	ない　すこし　強い	

●全身状態, 関連症状

声がかすれる	ない　ある	
呼吸の異常	ない　呼吸が速い※　息苦しい　息切れ　ゼイゼイ　いびき　呼吸が弱い	あり ☎119
	※ 〜2か月 >60, 〜12か月 >50, 〜5歳 >40, 6歳以上 >30/分	
循環の異常	ない　立ちくらみ　失神しそう　手足が冷たい　冷汗	あり ☎119
意識障害	ない　いつもと違う　会話が変　興奮　もうろう　眠りこける　反応しない	あり ☎119
嚥下障害	ない　唾が飲み込みにくい	あり ☎119
顔面の腫れ	ない　眼周囲　口唇　口の中　舌	あり ☎119
痛み	ない　胸痛　胸の絞扼感　圧迫感	あり ☎119
頭痛	ない　ある	あり ☎119
吐き気, 嘔吐	ない　ある	あり ☎119
発熱	ない　ありそう（未測定）　ある（　　　）℃　（　　　）日前から	

●基礎疾患, 既往歴, 生活歴など

アレルギー	ない　ある　アトピー　喘息　食べ物（　　　）　薬（　　　）
内服中の薬	ない
	24時間以内に飲んだ薬：
治療中の病気 または既往疾患	ない

●指導

- ☑ 発疹に対する局所処置（軟膏, 冷却など）は必要ない.
- ☑ 全身症状（特に, 循環の異常や意識障害）があれば, 横に寝かせる.
- ☑ アドレナリンの自己注射器を所持している場合の問い合わせについては, アナフィラキシー症状が疑われたら（患者の自己責任で）使用するよう伝える.
- ☑ 内服中の薬は, できればすべて持参してもらう.

1 じんま疹とアナフィラキシー

- じんま疹はよく見る皮膚疾患である．原因は必ずしもアレルギー性とは限らない．急に痒くなり，真っ赤な膨疹が出現するため患者は驚くが，大部分は皮膚症状だけにとどまって数時間から1日で改善する．じんま疹だけならば，大騒ぎする必要はない．
- しかし，まれではあるが，危険なアナフィラキシーの皮膚症状として，じんま疹が出現するケースがある．短時間で死亡する可能性もあるため，じんま疹を発症したばかりの患者に対したとき，そうした重症型反応の有無をチェックする必要がある．

2 アナフィラキシーの概念，病態

> アナフィラキシーのサインを見落とさない

ここで，免疫学の基本用語を説明する．

- アレルゲン（アレルギーをおこす抗原）に対する抗体ができることを，感作とよぶ．感作された人に再びアレルゲンが入ると，免疫反応が生じる．アナフィラキシーとは，免疫反応のうちの即時型アレルギー反応がはげしく現れて，重症化したものである．
- 即時型アレルギー反応の感作とは，アレルゲンに対する免疫グロブリンE（IgE）が作られて，それがマスト細胞や好塩基球の表面に結合した状態である．そこにアレルゲンが入ると，細胞表面にあるIgEと反応する．その情報は細胞内部に伝わって細胞からメディエータが放出される．
- メディエータとは，ヒスタミン，セロトニン，キニン類，プロスタグランジン類，各種の走化因子，サイトカイン類などの化学物質である．それが全身にまわってアナフィラキシーの症状をひきおこす．
- IgEによる感作がなくても，マスト細胞が刺激されてメディエータを放出すれば，アナフィラキシーと同じ症状がおこる．これをアナフィラキシー様反応とよぶが，2つは容易に区別できず，治療法も変わらないため，臨床上は同じものとして扱う．

3 アナフィラキシー（およびアナフィラキシー様反応）の特徴

❶ 急激な発症，急激な悪化

アナフィラキシーは，発症から数分～数十分の経過で急速に悪化する．したがって，じんま疹が出現したあと数時間たっても全身症状が出ない場合は単なるじんま疹であり，危険性が少ないとみてよい．

❷ 症状

- アナフィラキシーの典型例では皮膚，呼吸，循環という3つのシステムに症状が現れる．そのなかでも致命的な症状は呼吸不全とショックであり，その徴候を見逃してはいけな

い．
①皮膚症状…じんま疹，紅くなる，腫れる，かゆい　【呼吸不全】
②呼吸器症状…口腔内や上気道の浮腫，喘鳴，呼吸困難
③循環器症状…頻脈，血圧低下（しばしば失神する），ショック，心筋虚血　【ショック】
④消化器症状（悪心嘔吐，腹痛，下痢）が約1/3の症例にみられる．
- いったん改善した全身症状が数時間後に再燃することがある（それを二相性反応とよぶ）．72時間後に症状が再燃したという報告もある．

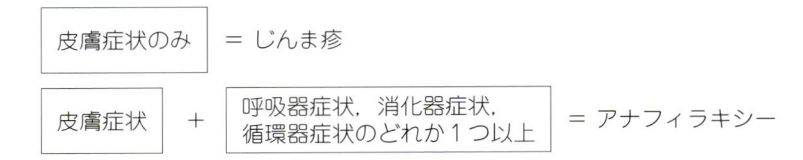

| 皮膚症状のみ | ＝ じんま疹 |

| 皮膚症状 ＋ 呼吸器症状，消化器症状，循環器症状のどれか1つ以上 | ＝ アナフィラキシー |

③ 原因物質

- 三大原因
  ①食物…鶏卵，牛乳，小麦，そば，甲殻類，キウイフルーツなど
  ②医薬品…抗生物質，解熱鎮痛薬，筋弛緩薬，造影剤，局麻薬など
  ③動物の刺傷/咬傷…ハチ，ハムスターなど
- その他にも，ラテックス（ゴム）をはじめとして数多くのアレルゲンが知られている．
- 運動も誘因になりえる（運動誘発性アナフィラキシー）．
- アナフィラキシーの既往がある人は，同じ原因にさらされると繰り返し発症しやすい．

4　顔面の腫れ

- アナフィラキシーでは，上部気道が浮腫をおこして窒息することがある．口の中や顔面が腫れてきた場合には，念のために，そうした事態を疑ってかかる必要がある．
- ただし，顔面の腫れがすべて危険というわけではない．眼のまわりや唇が腫れる特殊なタイプのじんま疹があり，「血管浮腫」という名称がついている．普通のじんま疹にくらべると痒みが少なく，消えるまでに2〜3日かかるのが特徴である．危険な症状は出ないので緊急性は低い．顔面が腫れてから数時間がたっても全身症状（呼吸器症状）がなければ，この可能性が高い．

5　アナフィラキシーの緊急対応

① まず横に寝かせる

じんま疹と同時に全身症状が出れば，まず横に寝かせる．急に血圧が下がるので，座らせることは非常に危険である（失神したり，ときには心停止する）．

❷ アドレナリン自動注射器（エピペン™）の使用

・アナフィラキシーの既往があって，医師の処方でアドレナリン（エピネフリン）の自動注射器（エピペン™）を携行している場合は，ただちに大腿外側に自己注射（筋注）する．医療機関に到着する前に重症化したり死亡するのを防ぐことができる．2009年からは救急救命士が代わりに注射することもできるようになった．
・家族などから電話で相談をうけた場合の対応をどうするか，公式には決められていないが，アナフィラキシーの初期症状が出ていれば（患者の自己責任であることを付言したうえで）注射するようにアドバイスすべきであろう．

❸ ERにおける初期治療の原則

(1) アドレナリン（エピネフリン）の投与
　・アナフィラキシーの致死的症状である血圧低下と呼吸不全のいずれにも有効．
　・筋注（成人：0.3〜0.5 mg，小児：0.01 mg/kg 上限0.3 mg）が推奨される．
　・すでに静脈路がある場合は，静注でもよい…1 mg/10 mLに希釈した溶液を1回 0.5〜1 mL（血圧低下時）または1〜5 mL（ショック時）投与．必要に応じて繰り返す．

(2) **循環と呼吸**を維持する対症療法をただちに開始する
　・急速輸液…乳酸リンゲル液などの等張電解質液を，できるだけ急速に．
　・呼吸管理…気道確保（必要なら気管挿管）＋高流量酸素

(3) **H1阻害薬，ステロイド剤**は必須ではないが，投与が奨められる．
　・ステロイド剤は速効性がないが，投与数時間後より薬効を期待できる．

20 尿の異常，排尿の異常

　　　　　　　　　　　年　　月　　日　　時　　分　[通報者] 本人，家族，他（　　　）
　　　　　　　　患者氏名＿＿＿＿＿＿＿＿＿＿＿＿＿＿＿　＿＿歳　[男　女]
　　　　　　　　主訴（相手の言葉で）＿＿＿＿＿＿＿＿＿＿＿＿＿＿＿＿＿＿＿＿

発症	いつ頃から（　　　）[分 / 時間 / 日] 前　　　　　　突然に　徐々に
尿の性状	ふつう　薄赤い　真っ赤　濃い褐色　濁っている　くさい　血の塊りが出る
多尿，頻尿	ない　量が多い　回数が多い　　　　　　　　　（　　）時間で（　　）回くらい
	多尿，頻尿あり　☞ **多飲は？**　ない　あり
乏尿	ない　尿量が少ない　排尿回数が少ない
不快感（尿意）	ない　頻繁に尿意を感じる　排尿後のすっきり感がない
排尿時痛	ない　軽い　強い
排尿困難	ない　尿の出始めに時間がかかる　勢いがない　まったく出ない（　　時間）　尿が漏れる
外傷は？	ない　ある（具体的に；

●全身状態，関連症状

呼吸の異常	ない　呼吸が速い※　息苦しい　息切れ　ゼイゼイ　いびき　呼吸が弱い　　あり ☎119
	※〜2か月 >60，〜12か月 >50，〜5歳 >40，6歳以上 >30/ 分
循環の異常	ない　手足が冷たい　冷汗　　　　　　　　　　　　　　　　　　　あり ☎119
意識障害	ない　いつもと違う　会話が変　興奮　もうろう　眠りこける　反応しない　あり ☎119
陰嚢，陰茎	異常ない　腫れている　痛みがある
背痛 / 腰痛	ない　軽い　強い（どこ　　　　　　　　　　　　　　　　　　　　　　　　）
腹痛	ない　軽い　強い（どこ　　　　　　　　）
水分摂取	普通　少ない　多い
脱水症状	ない　口渇　立ちくらみ / めまい　ぐったり　皮膚や唇がカサカサ　泣いても涙が出ない
発熱	ない　ありそう（未測定）　ある（　　　　）℃（　　　　）日前から

●基礎疾患，既往歴，生活歴など

生理	ない　生理がない　妊娠（　　　）週
治療中の病気 または**既往疾患**	ない　泌尿器の疾患（前立腺　膀胱　腎　尿管）
	糖尿病　脊椎 / 脊髄の疾患　脳の病気（下垂体　　　　　）　癌
内服中の薬	ない　利尿薬　　　　　　　　　　　　　　　　　　　　ワルファリン　抗血小板薬

●指導

☑　内服中の薬は，できればすべて持参してもらう．

1 尿の性状や排尿に関係する訴え

❶ 尿の色，におい

- 色に関しては，次項で詳しく述べる．
- においは微量の化学物質を察知するのに役立ち，それがきっかけで代謝性疾患が発見されることも（ごく稀ではあるが）ある．ただし，においの種類を言葉で正確に表現するのは難しい（色はかなり正確に言語化できる）．

❷ 排尿の回数

- 特に頻尿の場合が多い

❸ 排尿の困難，排尿時の痛み，残尿感

❹ 尿量

- 少ない場合…乏尿
- 多い場合…多尿（頻尿との区別が重要）

2 尿の色

赤色系であれば，血尿かどうかの区別が重要である．血尿それ自体の緊急性は高くないが，尿路系（腎，尿管，膀胱，尿道）の精査をうながす警告である．目で見て分かるほどの肉眼的血尿であれば，深刻な病気が存在する可能性はかなり高い．

尿の色調異常の原因

オレンジ色 赤色 あるいは 褐色〜黒色	血尿	様々な泌尿器疾患 　尿路感染症　　　　　　　　尿管結石 　前立腺炎　　　　　　　　　前立腺肥大症 　癌（膀胱，腎，前立腺，尿道）　糸球体腎炎
	ビリルビン尿	黄疸…肝胆道疾患，溶血
	ミオグロビン尿	赤ワイン，あるいはコーラの色…横紋筋融解症
	ポルフィリン尿	同上…ポルフィリン症
	薬物	例：ビタミン剤，下剤のセンナ，糖尿病性末梢神経障害に使うエパルレスタット（キネダック®），腰痛に使うチメピジウム臭化物（セスデン®），抗結核薬のリファンピシン，パーキンソン治療薬のレボドパ
	食品	ビート，添加物の色素
白濁	膿尿（感染）	
	乳糜尿	
	リン酸塩の析出	
緑	緑膿菌感染	
	薬物	例：抗うつ薬のアミトリプチリン（トリプタノール®）

3　頻繁な尿意，頻繁な排尿

・頻繁に尿意を感じるため何度も排尿し，しかも，1回ごとの尿量が少ない場合を頻尿とよぶ．症状の出る時間帯は昼間（7回以上）であったり，夜（2回以上）であったり，昼夜を問わずであったりと，必ずしも一定ではない．

・1回の排尿量が多くて，しかも排尿回数が多いのは「多尿」（☞次ページ5）である．その場合は口渇や多飲を伴うのに対して，「頻尿」ではそれがない（むしろ，排尿回数を減らそうとして飲水をひかえることが多い）．

・尿意のセンサーは膀胱の出口付近にある．したがって，頻繁に尿意を感じる第1の原因は，膀胱や尿道の炎症である（排尿困難，排尿時痛を伴う）．第2は，毎回の排尿が不十分で残尿が多いときであり（☞尿閉），すぐに膀胱が満杯になるために尿意が近くなる．その他に，会陰部の疾患からの刺激でもおこる（女性なら腟炎）．

・心因性の頻尿も珍しくないが，その診断は器質的疾患を除外したあとに行う．

膀胱疾患	尿路感染症 尿路（膀胱）結石 膀胱癌	排尿時痛，残尿感
	過活動膀胱	
	放射線膀胱炎	放射線治療歴
（膀胱外から圧迫）	妊娠末期	
前立腺疾患	前立腺肥大 前立腺癌	排尿困難
	前立腺炎	排尿困難，発熱，膿性分泌
尿道疾患	尿路感染症（性感染症にも注意）	排尿困難，排尿時痛，膿性分泌
	尿路（尿道）結石	激痛，血尿
	尿道狭窄	排尿困難，細い尿線
神経性	脊髄損傷	損傷の既往
	心因性	
多尿	☞次ページ，1．多尿	

4　排尿困難，排尿時痛，残尿感

・「排尿困難」という言葉はあいまいに使われている．「dysuria（ディスウリア）」という原語は，本来ならスッキリ感を経験するはずの排尿時に，痛みや不快感を感じることをさす．その原因の大部分は，膀胱や尿道，あるいはその近傍（腟，前立腺，精巣上体など）の炎症であり，頻尿の原因疾患（上記）とも重複する．

・一方，排出の開始までに時間がかかったり，排尿に要する時間が長い場合を「排尿困難」と表現することがある．こちらは「尿閉」とほぼ同じと考えてよい．

5 尿量

❶ 多尿

- 成人では，おおよその目安として，尿量が1日3ℓを超えると多尿とよぶ．
- 薄い尿がたくさん出る場合（水利尿）と，尿に溶け込んだ物質の濃度が高くて，その浸透圧によって尿量が増える場合（浸透圧利尿）の2つに分かれる．

水利尿（薄い尿が出る）	尿崩症	中枢性尿崩症 腎性尿崩症
	過剰の水摂取	多くは心因性
	利尿薬	
浸透圧利尿（溶質の濃い尿が出る）	糖尿病	
	過剰な栄養負荷，過剰な溶質負荷（薬物など）	

❷ 乏尿，無尿

- 成人では，おおよその目安として，尿量が1日500mLを下回ると乏尿とよぶ．
- 乏尿の原因は3つに大別される．

腎前性	循環血液量減少		
	心不全		
腎性	いわゆる急性腎不全		
腎後性（尿閉）	機械的閉塞	膀胱出口	膀胱出血による凝血塊，結石の嵌頓
		前立腺	肥大，腫瘍，前立腺炎
		尿道	外傷や感染による狭窄
	機能的閉塞	神経因性	末梢神経，中枢神経
		薬物性	抗コリン薬，三環系抗うつ薬，抗ヒスタミン薬など，数多い

- 「乏尿/無尿」では尿の生成自体が止まる．一方，「尿閉」は膀胱内にたまった尿を排出できないことさす．尿が出ないことでは同じだが，尿閉を無尿とまちがってはならない（治療法が異なる）．両者の区別は膀胱内に尿が充満しているかどうかで決まるが，確実な診断にはエコー検査がよい．
- 尿閉は機械的な閉塞と，機能的な排尿障害に分類される．ただし，両者を合併したケースも少なくない．たとえば，高齢男性では前立腺肥大をもっていることが多く，そこへ抗コリン薬（総合感冒薬も多い）を使うと尿閉になりやすい．

21 頭部／顔面／頸部の外傷

　　　年　　月　　日　　　時　　分　［通報者］本人，家族，他（　　　　）

患者氏名＿＿＿＿＿＿＿＿＿＿＿＿＿＿＿＿　＿＿＿歳［男　女］
主訴（相手の言葉で）＿＿＿＿＿＿＿＿＿＿＿＿＿＿＿＿＿＿＿＿＿＿

いつ，状況	（　　　）［分／時間］前	高エネルギー外傷（p.136）☎119
受傷部位	眼，口腔内，歯，鼻，耳　頭部以外は？（　　　）	
皮膚の様子	打撲　すりむき　切創　刺創（刺さったまま／抜けた）　裂創／えぐれた	刺さったままの刺創，皮膚損傷が大きい ☎119
創の出血	ない　少ない　多い　止まらない	多い，止まらない ☎119
鼻，耳出血	ない　ある（鼻，耳）　止まらない　サラサラした血液	あり ☎119

● **全身状態，関連症状**

呼吸の異常	ない　呼吸が速い※　息苦しい　息切れ　ゼイゼイ　いびき　呼吸が弱い	あり ☎119
	※〜2か月>60，〜12か月>50，〜5歳>40，6歳以上>30/分	
循環の異常	ない　頻脈※　手足が冷たい　冷汗	あり ☎119
	※〜12か月>160，〜2歳>120，〜8歳>110，9歳以上>100/分	
今の意識	正常　いつもと違う　会話が変　興奮　もうろう　眠りこける　反応しない	異常 ☎119
意識消失	ない　意識を失った　しばらく意識がなかった　受傷前後の記憶がない	あり ☎119
頭痛	ない　軽い　強い	強い ☎119
吐き気，嘔吐	ない　軽い　強い	あり ☎119
けいれん	ない　ある	あり ☎119
運動麻痺	ない　手足の動きが悪い　力が入りにくい　部位：	あり ☎119
感覚障害	ない　感覚が鈍い　ピリピリする　部位：	あり ☎119
視覚の異常	ない　眼がかすむ　見え方がおかしい　二重に見える	あり ☎119
聴覚の異常	ない　ある	あり ☎119
顎の痛み	ない　口が開かない　口を動かすと痛い	
飲酒した？	ない　すこし飲んでいる　かなり飲んでいる	

● **基礎疾患，既往歴，生活歴など**

治療中の病気　ない
または既往疾患
内服中の薬　　ない　　　　　　　　　　　　　　　　　ワルファリン　抗血小板薬

● **指導**

- ☑ 救急車が来るまで平らなところに仰向きに寝かせ，頭の下にバスタオルを畳んで敷く．意識のない患者を動かす時は，頭や背骨をグラグラさせず真っすぐに保持する．
- ☑ 刺さったものは，ごく浅い場合を除き，自分で抜かない．動かないよう固定して病院へ．
- ☑ 傷…圧迫止血（包帯をまく），出血が少なければ水道で洗浄，ラップを貼る（☞ p.138）．
- ☑ 内服中の薬は，できればすべて持参してもらう．

1 頭の外傷は，なぜ怖いか

- 脳は丈夫な頭蓋骨によって守られている．しかし，頭のケガでは頭蓋骨が無事であっても，脳まで大丈夫とはかぎらない．頭を激しく揺さぶると，その加速度により脳が歪んだり，頭蓋骨の内面に衝突する．荷物を落とすと，箱は無事でも中身が崩れるような現象である．脳は豆腐のような組織なので，ケースに加わった外力で崩れやすい．中身が壊れたことが外からは見えないだけに，かえって怖い．

- **二次性脳損傷**
  脳を守っている頭蓋骨の硬さがアダになることもある．全身のどこであっても，傷ついた組織は出血したり腫れたりするが，通常は，腫れがひくまで我慢すればよい．しかし，頭蓋の壁は非常に硬く，内腔に余裕もないため，脳は外にむかって体積を増やすことができない．その結果，圧力は内方にむかい，傷ついてない健常な脳組織を圧迫してしまう．この結果，二次的に発生する脳の障害が二次性脳損傷の代表である．この他にショック状態や低酸素状態に伴う二次性脳損傷もある．頭部外傷の主たる治療目標は，この二次性脳損傷の発生を最小限におさえることである．

- **脳ヘルニア**
  頭蓋内の血腫や脳浮腫が急速におこると脳ヘルニアになる．これには，緊急対処を要する．いちばん多いのは，テント（天幕）の隙間に入りこむ「鉤回ヘルニア」である．

　血腫，脳浮腫 → 二次性脳損傷

　強い意識障害＋瞳孔不同

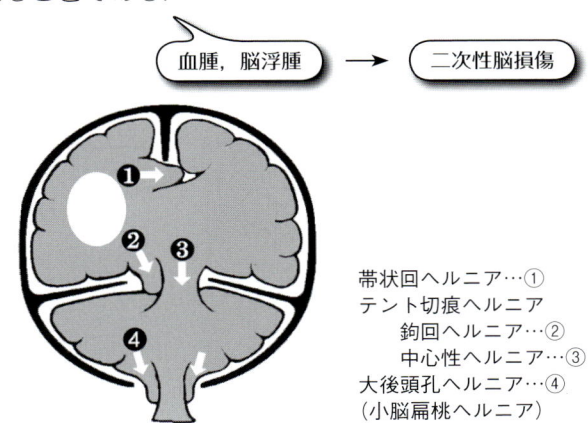

　帯状回ヘルニア…①
　テント切痕ヘルニア
　　鉤回ヘルニア…②
　　中心性ヘルニア…③
　大後頭孔ヘルニア…④
　（小脳扁桃ヘルニア）

2 意識レベルによるトリアージ

意識障害の程度によって，頭部外傷の重症度をある程度は推定できる．たとえば，初診時のGCS評価から，以下のようにトリアージする．そうすることで，CT撮影や治療の優先順位を決めたり，入院の必要性を判断する．

GCS 15～14	軽症
GCS 13～9	中等症
GCS 8以下	重症

❶ 軽症（GCS 15～14）

大部分は脳震盪ですむ．しかし，二次性脳損傷を発生し，受傷後しばらくたってから悪

くなるケースも，ごく少数だが存在する．その判別は容易でない．次のようなリスク因子を伴う場合に，注意が必要である．

① GCS 評価が 14 である（ごく軽微な意識障害がある）
② 頭蓋骨折が疑われる
③ 受傷直後に意識消失，けいれんがあった
④ 30 分以上の逆行性健忘（外傷前の出来事も忘れてしまう）や，嘔吐，あるいは広範囲の頭痛がある
⑤ 出血性素因があったり，抗凝固薬を服用している
⑥ 薬物やアルコールの使用
⑦ 高齢者

❷ 中等症（GCS 13 ～ 9）

CT 撮影および入院（経過観察）の絶対的適応である．

❸ 重症（GCS 8 以下）

文句なく緊急治療が必要である．受傷直後から昏睡状態の場合はもちろんだが，時間経過とともに意識レベルが急激に低下する場合は，頭蓋内血腫または脳浮腫が拡大することによって，脳ヘルニア（☞前ページ）が発生している可能性が高い．

3 頭蓋内損傷の分類

脳外傷の用語と概念を簡単に解説する．

❶ 局所性脳損傷

（CT によって診断できる）

・急性硬膜外血腫
　頭蓋骨が骨折すると，骨のすぐ内面に密着して走っている中硬膜動脈や静脈洞が損傷されやすい．それらからの出血は脳硬膜の外にたまるので，硬膜外血腫をつくる．CT では通常凸レンズ状にみえる（右図上）．受傷直後は意識があった（意識清明期）のに，そのあと急速に悪くなる場合は，この可能性が高い．

・急性硬膜下血腫
　脳の表面近くが損傷されると，脳硬膜の内側に血腫が形成される．CT では鎌状（三日月状）にみえる（右図下）．

・脳挫傷…頭部打撃によって脳実質そのものに挫滅損傷が生じたもので，局所神経症候があるものをいう．脳挫傷のうち，打撲部に受ける損傷を直撃損傷，対極に受ける損傷を

急性硬膜外血腫

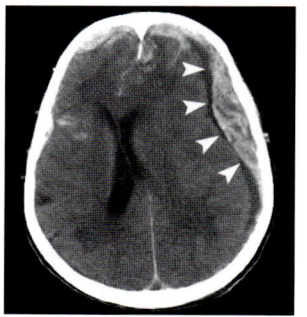

急性硬膜下血腫

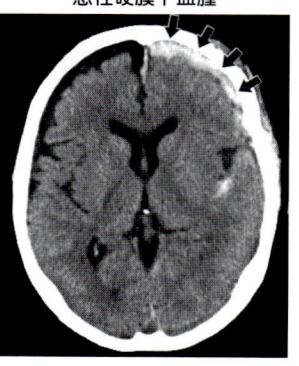

反衝損傷という．
- 脳内血腫…脳血管障害では多いが，頭部外傷に起因して脳内のみに孤立性に占拠性の血腫を発症するものは少ない．永久的障害を残しうる．

2 びまん性脳損傷

- 軽症脳震盪…一過性に記憶障害などの神経機能障害はあるが，意識消失のないもの．
- 古典的脳震盪…一過性の神経機能障害あるもので，6時間以内の意識消失を伴うもの．
- 遷延性昏睡…6時間以上の意識消失あるもので，占拠性病変のないもの．昏睡の長さと症状によって，3つに分類される．
  ①軽度びまん性軸索損傷（昏睡6～24時間で，長期にわたる神経障害または認知障害のないもの）
  ②中等度びまん性軸索損傷（昏睡24時間以上で，脳幹損傷の所見はほとんどないか，まったくないもの）
  ③重度びまん性軸索損傷（昏睡24時間以上で脳幹損傷の症状があるもの）

4 顔面，頭蓋底の骨折

- 以下のサインがあれば，頭蓋底骨折を疑う．
  ①**髄液耳漏，髄液鼻漏**
  ふつうの鼻血ではなく，サラサラした血液なら髄液鼻漏の可能性が高い．また，外耳道から流れ出す出血は髄液耳漏である可能性が高い．
  ②**バトル徴候**（耳介後部の皮下出血）は，中頭蓋底の骨折を示唆する．
  ③**ブラックアイ**（パンダの目徴候）は，前頭蓋底の骨折を示唆する．
- 顔面（眼窩周囲）の骨折が疑われるときは，視覚に障害がないか確認する．
  ①視神経管骨折　☞　視力の低下
  ②吹抜け骨折　☞　眼球運動障害，複視

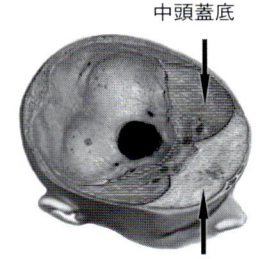

中頭蓋底

前頭蓋底

5 頸髄損傷について

頸椎保護　☞ p.137
麻痺　☞ p.39

22 胸部／腹部／腰部の外傷

　　　　　　　　　　　年　月　日　　時　分　[通報者] 本人, 家族, 他（　　　）
　　　　　　患者氏名＿＿＿＿＿＿＿＿＿＿＿＿＿＿＿＿＿＿＿＿＿＿歳 [男　女]
　　　　　　主訴（相手の言葉で）＿＿＿＿＿＿＿＿＿＿＿＿＿＿＿＿＿＿＿＿＿＿

いつ，状況	（　　　）[分／時間] 前	高エネルギー外傷（p.136） ☎119
受傷部位		胸腹腰以外は？（　　　）
皮膚の様子	打撲　すりむき　切創　刺創（刺さったまま／抜けた）　裂創／えぐれた	
		刺さったままの刺創，皮膚損傷が大きい ☎119
	シートベルト痕（あり／なし）	シートベルト痕あり ☎119
開放創から	内臓らしいものが見える／出ている　呼吸で傷から泡がふきだす	あり ☎119
創の出血	ない　少ない　多い　止まらない	多い，止まらない ☎119
痛み	我慢できる　強い　体動／呼吸で増悪	強い ☎119

●関連症状

呼吸の異常	ない　呼吸が速い*　息苦しい　息切れ　ゼイゼイ　いびき　呼吸が弱い	あり ☎119
	※〜2か月＞60，〜12か月＞50，〜5歳＞40，6歳以上＞30／分	
循環の異常	ない　頻脈*　手足が冷たい　冷汗	あり ☎119
	※〜12か月＞160，〜2歳＞120，〜8歳＞110，9歳以上＞100／分	
血痰，吐血	ない　あり（血痰／吐血）	あり ☎119
血尿，血便	ない　ある（血尿／血便）	あり ☎119
意識障害	ない　いつもと違う　会話が変　興奮　もうろう　眠りこける　反応しない	あり ☎119
運動麻痺	ない　手足の動きが悪い　力が入りにくい　部位：	あり ☎119
感覚障害	ない　感覚が鈍い　ピリピリする　部位：	あり ☎119
飲酒した？	ない　すこし飲んでいる　かなり飲んでいる	

●基礎疾患，既往歴，生活歴など

治療中の病気	ない
または既往疾患	
内服中の薬	ない　　　　　　　　　　　　　　　　　　　　　　　ワルファリン　抗血小板薬

●指導

- ☑ 意識があっても，座らせたり，歩かせたりしない．救急車が来るまで平らなところに仰向きに寝かせ，頭の下にバスタオルをたたんで敷く．意識のない患者を動かす時は，頭や背骨をグラグラさせず真っすぐに保持する（☞ p.134）．
- ☑ 刺さったものは，ごく浅い場合を除き，自分で抜かないように指示する．動かないよう固定して病院へ．
- ☑ 傷…乾いた布を多めに当て，手で圧迫して止血する（☞ p.138）．
- ☑ 内服中の薬は，できればすべて持参してもらう．

1 体幹（胸，腹，背中，腰まで）の外傷で，生命にかかわるポイントは何か？

(1) 胸部…呼吸器官の損傷による**呼吸不全**，大血管からの**大出血**，心外閉塞性**ショック**
(2) 腹部…内臓の損傷による**大出血**，および**腹膜炎**
(3) 脊椎／脊髄の損傷による**麻痺**
(4) 骨盤骨折による**大出血**

2 まず注意するのは「出血性ショック」である．

- とくに，目には見えない内出血がジワジワと続き，やがて出血性ショックに陥るようなケースがもっとも怖い．そうした出血の主な原因は3つである．
  ① 腹部外傷による腹腔内出血
  ② 胸部外傷による胸腔内出血
  ③ 骨盤骨折からの出血

チェックポイント

強い痛み		腹部，胸部，骨盤のいずれかに，外傷による強い痛みがある．
ショックの前駆症状	末梢循環不全	手足が冷たい，額や手掌の冷汗，顔面蒼白，爪の色が悪い
	起立性低血圧	立ちくらみ，めまい
	脈拍の変化	頻脈，脈が弱い
	呼吸の変化	呼吸がはやくなる

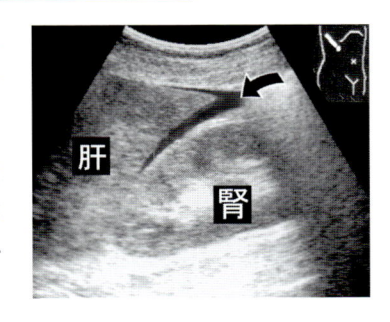

- 外傷性ショックの大部分は出血だが，胸部外傷の場合には心外閉塞性ショック（緊張性気胸あるいは心タンポナーデ）にも注意する．
- 腹腔内／胸腔内の出血と心タンポナーデ及び気胸の存在は超音波で簡単に見つけることができる（右図）．外傷初療のABC（☞ p.139）でエコー検査（FAST）を急ぐ理由である．
- 胸腔内や腹腔内の出血と心嚢貯留液はエコーフリースペースとして，気胸の存在は胸膜のスライディングサインの消失によって見つけることができる．

3 胸部外傷と呼吸不全

- 胸部には呼吸器官が集中しているため，外傷をうけるとしばしば呼吸障害がおこる．
- まずは，一般的な呼吸不全のチェックポイントを観察する．☞ 12 呼吸困難
- 皮下気腫は気道損傷や気胸のサインであり，注意する．

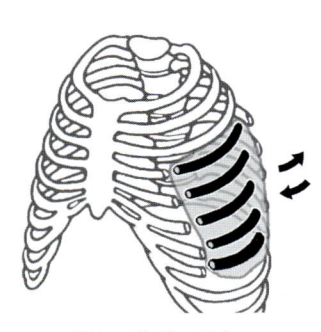

フレイルチェスト

- 胸部に開放創があって，呼吸のたびに泡が噴き出すようなら開放性気胸は間違いない．
- 外傷による呼吸障害のメカニズムは，3つに分けて考えると理解しやすい．

気道閉塞	顔面から頸部，上胸部の外傷	口腔内，喉頭，気管が変形する	喘鳴，血痰があれば，この可能性を考える．
		気道の凝血塊による窒息	気管挿管あるいは輪状甲状靭帯切開を必要とする．
換気障害	胸郭や横隔膜の動きが障害される	多発肋骨骨折，特にフレイルチェスト	
		横隔膜破裂，横隔神経の障害	
		気胸や血胸による肺の膨張障害	胸腔ドレナージを要する
		強い痛みがあるだけでも呼吸運動は抑制される	
ガス交換の障害	肺実質の損傷	肺胞内に出血する	
		流れ出た血液は，健常な部分にも無気肺をおこす	

さらに，出血による貧血の進行と循環血液量の減少は，組織への酸素供給を低下させ，細胞や組織レベルでの呼吸不全を悪化させる．

4　腹部外傷と腹膜炎

- 腹部の内臓が損傷されたとき，もっとも怖いのは腹腔内出血である．自然に止血しにくいうえ，気づくのも遅れがちなので，出血性ショックになりやすい（☞前ページ2）．
- 腹部外傷の第二の危険は腹膜炎である．特に，消化管が穿孔すると細菌感染がおこるため，治療の遅れは重篤な敗血症を招く．できるだけ早く開腹手術を行う．
- 腹膜炎のもっとも重要な症状は痛みであり，強い腹痛には注意しなければならない．ただし，意識障害や下半身の麻痺があると痛みを訴えなくなるので，これだけに頼ることはできない．

5　脊椎／脊髄の外傷と麻痺

- 脊椎やその支持組織が傷んで脊柱の安定性が失われると，身体（脊柱）を少し動かすだけでも脊髄が傷つく危険がある．いったん麻痺がおこると，手術にしろ薬物療法にしろ，それを完全に治すのは難しい．したがって，そうした二次損傷の予防がきわめて重要である（☞p.137）．
- 脊髄損傷による運動麻痺は，四肢麻痺（頸髄損傷の場合）または対麻痺（頸髄下部かそれ以下の損傷の場合）になることが多い（☞p.38 9）．

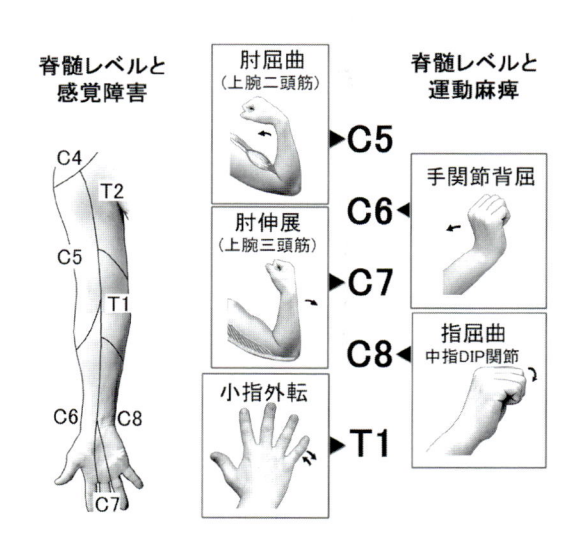

- 頸髄のどのレベルで障害されているかは，上肢の運動麻痺と感覚障害の部位を調べると，おおよそ分かる（前ページの図）．たとえば，手を握ることはできるけれども肘を伸ばす力が弱くなっていれば，第7頸髄レベルの損傷であると推定する．
- 脊髄損傷では，運動と感覚だけでなく，自律神経機能も障害される．特に，頸髄や胸髄上部の損傷では体幹の交感神経の大部分が遮断される結果，血管の緊張性が失われて血圧はひどく低下する．これを神経原性ショックとよぶ．

6 骨盤骨折

骨盤は人体でもっとも大きい骨の集合体であり，輪状構造をとって上半身の体重を支えている．特に後方骨盤環は非常に丈夫に作られているため，ここを骨折させるには大きな外力が必要である．後方骨盤環に及ぶような骨折を不安定型骨盤骨折とよび，周囲の軟部組織もかなり痛む（すなわち，かなり出血する）と考えないといけない．

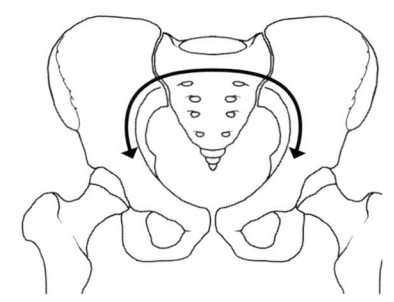

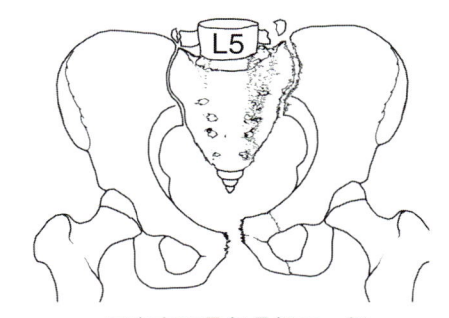

後方骨盤環　　　　　不安定型骨盤骨折の一例

- 出血性ショックの有力候補である

骨盤骨折はめったに開放性になることはないために出血量を推定しにくいが，骨折の周囲には少なくとも1ℓ，ときには2ℓ以上の内出血を覚悟したほうがよい．また，四肢の骨折に比べて体表所見（変形や腫脹）が出ないので，骨折の診断は難しい．したがって，受傷直後から腰や股関節に強い痛みを訴える場合は，骨盤骨折を疑い，出血性ショックの候補者として扱う．

- 安静と固定

骨折に対する応急処置の第一は固定である．グラグラ動かさないことで，痛みが軽くなる．さらに，骨折部周囲の副損傷を防ぎ，出血量も減る．四肢のように副木固定をすることはできないが，骨盤の安静を保つためには，バンドを外したり，衣類を脱がせたり，座らせたりという動作は，絶対に現場で行ってはならない．

- 骨盤腔内の副損傷

①膀胱や尿道の損傷はかなりよく見かける．
②直腸，生殖器，さらに下肢への動脈が合併損傷を受けることがある．

23 四肢の外傷

```
　　　　　　　　　　年　月　日　　時　分　［通報者］本人，家族，他（　　　　）
　　　　　　患者氏名＿＿＿＿＿＿＿＿＿＿＿＿＿＿＿＿＿＿＿＿　＿＿＿歳［男　女］
　　　　　　主訴（相手の言葉で）＿＿＿＿＿＿＿＿＿＿＿＿＿＿＿＿＿＿＿＿＿＿＿
```

いつ，状況	（　　　）［分／時間］前	高エネルギー外傷（p.136） ☎119
受傷部位		四肢以外は？（　　　　）
皮膚の様子	打撲　すりむき　切創　刺創（刺さったまま／抜けた）　裂創／えぐれた	
		刺さったままの刺創，皮膚損傷が大きい ☎119
創の出血	ない　少ない　多い　止まらない	多い，止まらない ☎119
痛み	少ない　強い　非常に強い	非常に強い ☎119
変形	ない　疑わしい　明らかに変形あり	あり ☎119
開放創（変形部位の）	ない　あり　骨らしいものが見えている	あり ☎119

●全身状態，関連症状

呼吸の異常	ない　呼吸が速い*　呼吸が弱い　息苦しい　息切れ　ゼイゼイ　いびき	あり ☎119
	*〜2か月 >60，〜12か月 >50，〜5歳 >40，6歳以上 >30/分	
循環の異常	ない　手足が冷たい　冷汗　皮膚の色が白い　皮膚の色が紫色	あり ☎119
意識障害	ない　いつもと違う　会話が変　興奮　もうろう　眠りこける　反応しない	あり ☎119

●受傷肢の末梢の神経障害，血流障害

運動障害	ない　動きが悪い／力が入らない	あり ☎119
しびれ	ない　感じが鈍い　ピリピリする	あり ☎119
冷感	ない　健側に比べ冷たい／青白い	あり ☎119
飲酒した？	ない　すこし飲んでいる　かなり飲んでいる	

●基礎疾患，既往歴，生活歴など

治療中の病気	ない
または既往疾患	
内服中の薬	ない　　　　　　　　　　　　　　　　　　　　　ワルファリン　抗血小板薬

●指導

- ☑ 刺さったものは，ごく浅い場合を除き，自分で抜かない．動かないよう固定して病院へ．
- ☑ 傷の応急処置（☞詳しくは p.138）．
  圧迫止血（包帯を巻く）．出血が少なければ水道で洗浄．傷の保護にはラップ．
- ☑ 骨折が疑われる肢には副木を当てる．細長い板，丈夫な棒，傘，雑誌や新聞紙などを利用する．
- ☑ 外傷部位に対する基本処置として，安静，冷却，挙上を勧める．
- ☑ 内服中の薬は，できればすべて持参してもらう．

1　四肢の外傷で注意すべきは？

　四肢外傷に対する治療目標は，①できるだけ早く，②機能障害を残さず，③きれいに治すことである．生命が直接に脅かされることは少ないが，QOLには大きな影響が出るので，初療のトリアージ段階から問題点を把握しておきたい．

- **出血**…外出血の応急対処としては単純な圧迫止血がよい．一方，皮膚の損傷がなくても，大きな骨折部位（たとえば，大腿骨骨折）には内部にかなり出血する．しかし，これを外から圧迫止血するのは二次的損傷の危険がある．それよりも，副木を当てて動かないようにするのが出血量の軽減につながる．
- **骨折**…「変形」「腫脹」「強い痛み」は骨折の重要な所見である．ただし，これらがはっきりしなくても骨折している場合があるので，注意は必要だ．
- **関節の損傷**…外傷（骨折）が関節にかかっている場合は，治療の難度が1段階アップする．また，関節を脱臼状態のまま放置すると靭帯，血管，神経の損傷が悪化するため，できるだけ早く整復すべきである．
- **神経の損傷**…神経が傷つくと，それより末梢に運動/感覚の障害が現れる．そのつもりで見ないと，ケガの痛みや初療時の麻酔などでマスクされ，見逃しやすい．
- **動脈の損傷**…動脈が傷つくと，それより末梢に血流障害が現れる．血行再建をしないと壊死（肢の切断）に至る場合もある．阻血の症状は，健側と（左右を）比較すれば発見しやすい．
- **皮膚の挫滅，欠損**…皮膚の挫滅が強いと，感染や壊死しやすく，治癒過程で瘢痕になりやすい．肌が露出する手足の瘢痕は美容的によくないだけでなく，関節の運動も制約するので機能上も問題になる．

2　観察のポイント

❶　よく見る

- 皮膚に傷はないか，腫れてないか，変形はないか．
- ただし，現場では無理に衣類を脱がさず❷以下へ進む．

❷　痛いところをさがす

- 患者自身に指をさしてもらう．
- 触って，あるいは軽く叩いて，痛いところをさがす．
- 無理のない範囲で関節を動かし（自動的あるいは他動的に），痛みや運動制限はないかさがす．

❸ 麻痺はないか…神経の損傷

- 外傷部位よりも末梢に，感覚や運動の障害はないか．
- 運動機能では，特に，手首や足首，手足の指の関節に着目して，伸展／屈曲の動きをみるとよい．代表的な末梢神経障害による運動麻痺を以下にあげる．

障害される神経	麻痺する動き	麻痺したときの特徴的な形態
正中神経	母指の対立運動	猿手
尺骨神経	小指／示指の外転	鷲手
橈骨神経	手関節と指の伸展	下垂手（幽霊の手）
後脛骨神経	足指の底屈	外反鉤足
総腓骨神経	足関節と足指の背屈	下垂足（スリッパが脱げる）
坐骨神経	足関節と足指の底屈	

❹ 血行は悪くないか…動脈の損傷

- 四肢末梢の皮膚の色が悪くないか，動脈の拍動は触れるか．

3 現場での固定法

- 運動器の損傷を治療するときの基本方針は"RICE《ライス》"である．
  Rest《レスト》（安静）　Icing《アイシング》（冷却）
  Compression《コンプレッション》（圧迫）　Elevation《エレベーション》（挙上）
- 骨折や靭帯損傷で安定性を失った骨格や関節を固定することにより，痛みを軽減し，二次損傷を予防し，出血量を減じることができる．
- 現場で使用できる固定手段は副子（スプリント）である．その材料は，細長い板，丈夫な棒，傘など何でもよい．腕などでは雑誌や新聞紙で患部を巻くことも有効である．包帯がなければ，有り合わせの薄めの布切れでしばる．
  ①肘より末梢の損傷…手首と前腕を1本の副子で固定し，肘は直角に曲げて肩から吊る（三角巾あるいは風呂敷）．
  ②肘から上腕の損傷…仰臥位で，前腕，肘，上腕を真っすぐに1本の副子で固定する．
  ③下肢の損傷…仰臥位で，下腿，膝（真っすぐか，軽度の屈曲），大腿を1本の副子で固定する．

4 特殊な病態

以下の病態は，受傷してすぐに起こるわけではないが，四肢外傷のケースには注意しておく必要がある．

1 コンパートメント症候群

- 筋肉が収まるスペースは筋膜や筋間中隔，骨間膜などの丈夫な壁に囲まれている．これをコンパートメント（区画）とよぶ．外傷や阻血によって筋が腫れたり，血腫ができると，区画内の圧が急に上昇し，その中に収まっている筋や神経を傷害する．それをコンパートメント症候群と呼ぶ．全身のどこにでも発生し得るが，丈夫な骨間膜をもつ下腿伸側と前腕屈側が好発部位である．
- 早期から出現する症状は，①強い痛み，②腫れ，③ストレッチテスト陽性※の3つである．知覚／運動の麻痺はかなり進行した末期の症状である．なお，末梢の動脈拍動はしばしば末期まで触れるので，診断には役立たない．
- 抗凝固薬／抗血小板薬を服用中の患者は筋肉内への出血が多くなりやすいので，特に注意する必要がある．

2 クラッシュ症候群（圧挫症候群，挫滅症候群）

- 身体の一部分が長時間にわたって重量物の下敷きになったり，体位を変えられずに自重を受け続けると，圧迫された部分にクラッシュ症候群が発生する．危険な症状は，救助されて除圧されたあとに生じる．
- 病態は次の3つが複合したものである．
  ①コンパートメント症候群／横紋筋融解症…圧迫された筋は傷つくが，除圧されて血流が再開すると，筋はますます腫れる．
  ②循環血液量減少性ショック…軟部組織が腫れて，細胞外液がそこに溜まるため循環血液量は不足する．
  ③一過性の高カリウム血症…横紋筋融解によって細胞外へ漏出していたカリウムは，血流が再開した瞬間に全身循環へ流入する．救出直後に心停止をおこす原因となる．

3 脂肪塞栓症候群

- 骨折に伴って生じた脂肪滴が肺につまったり（⇒呼吸障害），さらに心臓を通過して脳の塞栓症（⇒中枢神経症状）をおこす．骨髄中の脂肪滴が静脈中に吸い込まれるとする説と，血液中の脂質が骨折で生じたケミカルメディエータによって血中内に析出し脂肪滴となるという説があり，現在では後者が有力視されている．
- 下肢や骨盤を骨折して，1～2日後に発症することが多い．
- 主な症状は，外傷や基礎疾患では説明できない低酸素血症，中枢神経症状，出血傾向である．

※関節を受動的に動かして，その区画内の筋をひきのばすと痛みが強くなる．たとえば，下腿伸側であれば，足首を底屈すると筋肉がのびる．

24 熱傷

年　月　日　時　分	[通報者]	本人，家族，他（　　）

患者氏名＿＿＿＿＿＿＿＿＿＿＿＿＿＿＿＿＿＿＿＿＿　＿＿＿歳　[男　女]
主訴（相手の言葉で）＿＿＿＿＿＿＿＿＿＿＿＿＿＿＿＿＿＿＿＿＿＿＿＿＿＿

原因	熱湯（炊事，飲食用，風呂　　　　　）　火炎　油　熱い金属　爆発　火災　電撃　化学傷
	低温熱傷　　　　　　　　　　　　　　　　　　　　　　（爆発，火災 ☎119）
いつ	（　　　　）[分 / 時間] 前
どこを	（顔面が含まれる ☎119）
創の様子	赤くなっている　水疱がある　白くなっている
	（赤くなっている Ⅰ度，水疱がある Ⅱ度，白くなっている，もしくは痛みがない Ⅲ度）
広さ	（Ⅱ度 20％以上（背中全体，胸腹全体，片側の下肢全体に相当），または，Ⅲ度 10％以上 ☎119）

●全身状態，関連症状

呼吸の異常	ない　呼吸が速い※　息苦しい　息切れ　ゼイゼイ　いびき　呼吸が弱い	あり ☎119

※ ～2か月 >60，～12か月 >50，～5歳 >40，6歳以上 >30/ 分

循環の異常	ない　手足が冷たい　冷汗	あり ☎119
意識障害	ない　いつもと違う　会話が変　興奮　もうろう　眠りこける　反応しない	あり ☎119
他のケガ	ない	（軟部組織の損傷や骨折を合併 ☎119）

●基礎疾患，既往歴，生活歴など

治療中の病気	ない　糖尿病
または既往疾患	
内服中の薬	ない　ステロイド　　　　　　　　　　　　　　　ワルファリン　抗血小板薬

●指導

- ☑ 水疱…けっして破かない．手で直接に触れない．水疱が破けていても，水をかけて冷やすだけにする．
- ☑ 冷却…水道の蛇口で，衣服の上から流水を 15 分間以上，創面にかけ続ける．熱傷のない部位は衣類を濡らさない．非常に広い熱傷では冷却しない．
  熱傷面積が 10％未満なら，搬送中も氷冷パックを使ってよい．
- ☑ 低体温の防止…特に小児は，保温に注意する．
- ☑ 創の保護…消毒薬や軟膏を塗らない．食品用ラップがあれば，熱傷面に直接はる．その上から清潔な布で覆い，さらに，その上から冷却剤や氷を入れたポリ袋で冷やす．
- ☑ 内服中の薬は，できればすべて持参してもらう．

1 熱源の種類

- 熱エネルギーによって組織がどれほど破壊されるかは，熱源の温度，熱容量，接触時間で決まる．高温であるほど皮膚は短時間で破壊されるが，45℃のカイロでも数時間続けて接触すれば深い熱傷になる．受傷の状況がわかると，熱傷の広さや深さ，さらに気道熱傷の有無などが，ある程度まで想像できる．
- 高熱による熱傷だけでなく，低温熱傷や凍傷，化学傷，電撃傷，放射線傷害（たとえば，紫外線も熱傷をおこす）なども類似の病態として扱う．

2 熱傷の重症度は，広さ（面積），深さ（深度），部位の3つから判定する

① 深さ

外見，色調（赤→白→黒），痛覚の残りぐあい，毛根障害（毛が抵抗なく抜けてしまうかどうか）などの所見を総合して判断する（下表を参照）．電話でも聞き出しやすいのは水疱である（水疱ならばⅡ度の可能性が高い）．

熱傷深度の分類

分類		外見	症状	治癒期間	傷害組織	治癒機転
Ⅰ度		発赤紅斑	疼痛熱感	数日	表皮層	表皮の基底層
Ⅱ度	Ⅱ浅度（Ⅱs）	水疱底面が赤色	疼痛 灼熱感	2週	真皮浅層	毛嚢 皮脂腺 汗腺
	Ⅱ深度（Ⅱd）	水疱底面が薄紅〜蒼白	知覚鈍麻	1か月以上 瘢痕化	真皮の中〜深層	
Ⅲ度		蒼白 羊皮紙様	無痛	数か月以上 瘢痕化	真皮全層 皮下組織	辺縁から瘢痕治癒

② 熱傷面積

「9の法則」または「5の法則」を用いて概算する．さらに，患者の手掌の面積（指を含む）を1%として補正する．

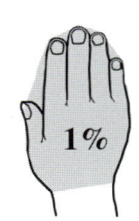

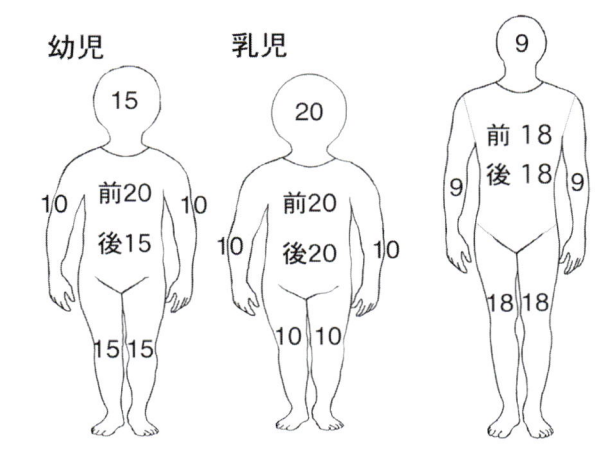

- ◆ 熱傷面積％＝Ⅱ度熱傷％＋Ⅲ度熱傷％ …Ⅰ度を含めない
- ◆ 熱傷指数(BI)＝Ⅱ度面積(％)/2 ＋Ⅲ度面積(％) …10～15以上は重症

❸ 部位

顔面，眼，耳，陰部，手足，主要な関節の熱傷は治療の難度が高くなる．

❹ 高齢者は，同じ熱傷面積でも重症度が高くなる．

- ◆ 熱傷予後指数(PBI)＝ 熱傷指数 ＋ 年齢 …100以上は生命予後が悪い

3 初療時における重症度判定の区分

参考までに，米国熱傷学会のガイドラインを以下に掲げる．

	軽症 (ほぼ外来治療)	中等症 (ほぼ入院治療)	重症 (ほぼ熱傷センター)
熱傷面積 　10～50歳 　<10歳，>50歳 　Ⅲ度の面積	<10% <5% <2%	10～20% 5～10% 2～5%	>20% >10% >5%
電撃 気道熱傷 特殊な熱傷部位 背景，合併疾患		高電圧損傷 気道熱傷の疑い 全周性である 易感染性（糖尿病など）	高電圧熱傷 気道熱傷が確実 顔面，眼，耳，陰部， 手足，主要関節 重大な外傷を合併

4 気道熱傷（煙の吸引）

- 気道熱傷とは，煙を吸引して発生する呼吸器系の傷害をさす．誤解しないでほしいが，煙が高温であっても，熱そのものによって傷害されるのは上部気道である．気体の熱容量はきわめて小さいから，肺の奥まで熱は達しにくい．
- 気道の奥にある気管支や肺は，おもに煙に含まれる有害成分によって傷害をうける．気道熱傷があると，数時間から1日を経過したあとに気道浮腫や呼吸不全がおこりやすい．人工呼吸管理を要することが多いので，早期に気管挿管が必要となる．
- 受傷状況や症状が次のような場合には，気道熱傷を疑っておく．
  ①火炎あるいは閉所での爆発による熱傷
  ②顔面，口腔，鼻粘膜に熱傷があるとき
  ③呼吸困難，嗄声，咳があったり，煤の混じった痰が出るとき

5 熱傷患者の意識障害

> 熱傷だけでは意識は障害されない

非常に広範囲な重症熱傷であっても，それだけで意識が障害されることはない．したがって，熱傷の患者が昏睡状態であれば，その原因は別に存在する．
- 火災なら，まず一酸化炭素中毒を疑う（＝煙の吸引＝気道熱傷の可能性も高い）．
- 薬物中毒，頭部外傷，脳血管障害などの合併も忘れてはいけない．
- 軽度の意識障害（不穏状態）は，循環や呼吸が不安定になっただけでも生じる．

6 局所の応急処置

❶ 水疱の手当て

> 水疱を破かない

- 水疱は原則として破かないほうがよい…感染予防のためにも，創面を被覆保護するためにも，水疱を残すことを薦める．

❷ 冷却

- 創部を冷すと局所の炎症反応が抑えられ，痛みが軽くなり，その後の治癒にもよい．冷却する際のポイントは2つある．
  ①できるだけ早く開始すること
  ②低体温にしないこと

> 30分以内に冷却を開始

- 家庭では衣類を脱がさずに，衣服の上から熱傷部分だけを冷水（水道の蛇口）で洗い流す方法が，すぐに実施できるし，安全である．ただし，非常に広範囲の熱傷では低体温を招くので，この方法をとってはいけない．また，熱傷面積が10%未満であれば，搬送中も衣類や覆い布の上から氷冷パックを当て続けてよい．
- 小児は体温が下がりやすいので，搬送中も保温して低体温の防止に努める．
- 熱傷の大部分は軽症～中等症である．その場合は，あわてて病院へ駆けつけるよりも，家庭で局所冷却を十分に行ったあと来院するほうがよい．

❸ 受診までの創保護

> 15分間以上，冷却

- 創部が露出している場合は，流水で冷却洗浄したあと，軟膏類はつけないで，食品用の清潔なラップをはりつけ，清潔な布でカバーし，その上から冷却剤や氷を入れたポリ袋を当てる．

25 固形の異物を飲んだ

```
　　　　　　　　　　　　　年　月　日　　時　分　[通報者] 本人，家族，他（　　）
　　　　　　　患者氏名＿＿＿＿＿＿＿＿＿＿＿＿＿＿＿＿＿歳 [ 男　女 ]
　　　　　　　主訴（相手の言葉で）＿＿＿＿＿＿＿＿＿＿＿＿＿＿＿＿＿＿＿
　　　　　　　　　　　　　※飲んだものが　医薬品 ☞28「医薬品の誤用，誤食」
　　　　　　　　　　　　　　　　　　　　　毒物　 ☞29「農薬や毒物の服用」
```

何を	＿＿＿＿＿＿＿＿＿＿＿＿＿＿＿＿＿＿＿ 大きさ ＿＿＿＿＿＿
	(尖ったもの（針，くぎ，義歯，PTP，ガラス），ボタン電池　☎119)
発症，状況	（　　　　）[分 / 時間] 前　何をしていたとき：

●全身状態，関連症状

呼吸の異常	ない	呼吸が速い* 息苦しい 息切れ ゼイゼイ いびき 呼吸が弱い	(あり ☎119)
		※～2か月＞60，～12か月＞50，～5歳＞40，6歳以上＞30/分	
循環の異常	ない	手足が冷たい　冷汗	(あり ☎119)
意識障害	ない	いつもと違う　会話が変　興奮　もうろう　眠りこける　反応しない	(あり ☎119)
咳き込み	ない	直後にあった　今も続く	(今も続く ☎119)
口から出血	ない	少し　多い	(多い ☎119)
喉の痛み	ない	軽い　強い	(強い ☎119)
胸の痛み	ない	違和感　軽い　強い	(強い ☎119)
吐き気，嘔吐	ない	あった　吐かせた　今も続く	
*食欲低下	ない	食べたがらない	*小児の場合に質問
腹痛	ない	軽い　強い	

●基礎疾患，既往歴，生活歴など

治療中の病気 または既往疾患	ない	神経系の疾患（麻痺，認知症　　　　　　　　　）
内服中の薬	ない	ワルファリン　抗血小板薬

●指導

- ☑ 窒息の場合に，反応が残っている状態であれば，背部叩打法を試みる（左右の肩甲骨の中間を，手のひらと付け根で強く数回たたく）．訓練を受けたことのある人には，ハイムリック法（腹部突き上げ法）を行うよう勧める（患者が乳児の場合をのぞく）．
- ☑ 飲み込んでしまった場合は，原則として，吐かせてはいけない．
- ☑ 要注意…尖ったもの，1円硬貨より大きいもの，毒性のあるもの，電池．
- ☑ 内服中の薬は，できればすべて持参してもらう．

1 「気道の異物」と「消化管の異物」を区別する

喉につかえたとか，まちがって飲み込んだという訴えに対して，異物がどこに入ったかによって対処法が違ってくる．それを区別できるように症状を聞きとる．
・まちがって異物を飲み込むと，多くの場合は食道から胃に入る＝消化管異物
・ときには気管に入ったり，声帯の手前をふさいでしまうこともある＝気道異物

2 気道異物

・呼吸器症状がでる
・必ず取り除く→緊急的

健康な人は，気道内に異物が触れると，激しい咳反射がおこって異物を噴き出すことができる．乳幼児や高齢者，病弱者はそうした防御能力が劣っているため，しばしば気道内に入ったものが出てこない．異物の場所によって以下の2つに分けて考えるが，いずれにしても，気道異物は必ず取り除かなければならない．

❶ 咽頭・喉頭の異物

・咳反射，嘔吐反射が強い
・気道閉塞→窒息の危険

・咽頭，喉頭は非常に敏感なところなので，刺激をうければ嘔吐反射や咳反射がおこる．そうした症状が続いていれば，異物がまだその部分に残っている可能性が高い．
・声帯の手前は狭くなっているため，気道を塞いでしまうことがある．そうなると瞬時に窒息をきたすので，一次救命処置（BLS）の原則にしたがって対処する．これは医療従事者には必須知識であり，電話でも可能ならば指導する．
要約すると，
①意識，呼吸，反応がなければ心停止と判断し，CPRを開始する．
②反応が残っていれば，背部叩打法をこころみる．ただし，腹部突き上げ法（ハイムリック法）あるいは胸部突き上げ法のほうが効果が大きいので，その方法を知っていれば，そちらを選択する．

❷ 気管・気管支の異物

・異物が気管内にとどまれば，強い咳が続く．ただし，ずっと気管内にいることは少なく，もっと肺の奥に入ったり，逆に咳で排出されたりする．
・異物が下部気道（肺内）にまで入ってしまえば，咳反射は弱くなり，時間がたつと無気肺や肺炎をおこす．

3 消化管異物

消化管は，ふだんから食物が通っている臓器なので，異物があっても，よほどのことがないかぎり痛みは感じない．特に，異物が胃まで落ちると，自覚症状はほとんど消える．異物を飲み込んだために危険な合併症がおこることは珍しい．放置しても，大部分は腸管を無事に通過して便に排出される．ただし，頻度は低いが，途中に引っ掛かり消化管を傷つけたり（出血，穿孔），中毒作用を現すことがある．したがって，自然排出にゆだねるか，積極的に摘出するかは，その「異物の危険性」と「摘出手技の侵襲や合併症」とのバランスを考えて選択する．

・異物のある場所が食道か，胃か，腸かによって，対処法が異なる．

❶ 食道の異物

> 必ず，取り出すか，胃内へ落とす

・飲み込んだ異物が食道内にとどまると，しばしば自覚症状が出る（嚥下困難，胸骨後の疼痛や違和感，悪心，吐血，よだれなど）．子供は言葉では訴えなくても，急に食べたがらなくなることが多い．
・食道異物を放置してはならない．必ず取り出すか，押し込んで胃へ落とす．滑らかな物体であっても，同じ場所にとどまると粘膜を圧迫し，やがて穿孔する危険を有するためである．
・起電力の残っているボタン型電池は腐食作用が強い．また，義歯や薬の包装（PTP）は，尖った部分が食道の壁に引っ掛かって下に流れにくい．こうしたものが食道内に発見されたら摘出を急がないといけない．
・食道異物の大部分は，内視鏡的摘出術のよい適応である．

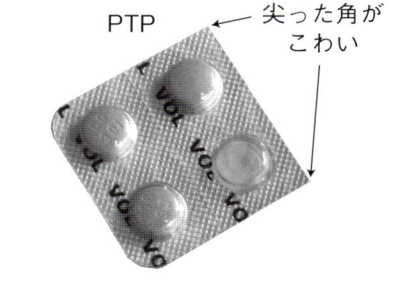

PTP ← 尖った角がこわい

❷ 胃～腸の異物

> 無症状のことが多い
> 大部分は自然排出にゆだねる

・胃に入った異物の大部分は自然に腸へ流出して排便に出るため，あえて取り出す必要もないが，右表のものは摘出を考慮する．
・摘出には通常，内視鏡を利用する．小児では全身麻酔を要するため，そのリスクも考えなければならない．金属製品は，磁石付き胃管によって摘出できることもある．

摘出を考慮する対象
・鋭利なもの，尖ったもの
・中毒作用のあるもの
・大きい物（胃から出ない）

> **COLUMN** | **眠気が分けられたら！**
>
> 　疲れもピークに達し，煩雑な救急外来も静寂を迎え一息つこうとした時間帯に一本の電話．「眠れない」．時計に目をうつし，朝まであと1時間くらいですよという心の声を抑え真摯な対応をする看護師．眠れないのでどうにかしてほしい．しかし病院には今は行けないなど様々なことを述べること30分．多くの話をしたあと，電話を切りました．電話を切ったあと，文章で表現することを憚られる感情のほかに，この時間帯の看護師の眠気を分けてあげることができたらとよく思います．

26 動物の咬傷，刺傷

```
　　　　　　　　　　　　　年　月　日　　時　　分　[通報者] 本人，家族，他（　　　　）
　　　　　　　　　患者氏名　　　　　　　　　　　　　　　　　歳　[ 男　女 ]
　　　　　　　　　主訴（相手の言葉で）
```

何によって　　　ヒト　犬　猫　ハムスター　蛇　魚　クラゲ　蜂　ムカデ　クモ
発症　　　　　　（　　　）[分 / 時間 / 日] 前　　　　　　毒ヘビに咬まれた，ハチの集団に襲われた　☎119
どこを　　　　　　　　　　　　　　　　　　　　　　　　　　　頭，顔，頸部　☎119
創の大きさ，深さ，出血，痛み　　　　　　　　　　　　　　　大きい傷，出血続く　☎119

●全身状態，関連症状

呼吸の異常　　ない　呼吸が速い*　息苦しい　息切れ　ゼイゼイ　いびき　呼吸が弱い　　あり　☎119
　　　　　　　　　　　　　　　※～2か月>60，～12か月>50，～5歳>40，6歳以上>30/分
循環の異常　　ない　立ちくらみ　失神しそう　手足が冷たい　冷汗　　　　　　　　　　あり　☎119
意識障害　　　ない　いつもと違う　会話が変　興奮　もうろう　眠りこける　反応しない　あり　☎119
嚥下障害　　　ない　唾が飲み込みにくい　　　　　　　　　　　　　　　　　　　　　　あり　☎119
顔面の腫れ　　ない　眼周囲　口唇　口の中　舌　　　　　　　　　　　　　　　　　　　あり　☎119
胸痛　　　　　ない　胸痛　胸の絞扼感や圧迫感　　　　　　　　　　　　　　　　　　　あり　☎119
吐き気，嘔吐　ない　軽い　強い
じんましん　　ない　ある（部位：　　　　　　　　　　　）　全身が赤い　　　　　　　あり　☎119
発熱　　　　　ない　ありそう（未測定）　ある（　　　）℃（　　　）日前から

●基礎疾患，既往歴，生活歴など

アレルギー　　　　　ない　同じ動物でアレルギーあり
治療中の病気　　　　ない
または既往疾患
内服中の薬　　　　　ない　　　　　　　　　　　　　　　　　　　　　　ワルファリン　抗血小板薬

●指導

☑ ハチ…針を抜き，局所を冷却する．エピペン（アドレナリンの自己注射器）を所持している場合，アナフィラキシー症状が疑われたら（患者の自己責任で）使用するよう伝える．
☑ 毒ヘビ…傷を流水で洗い，心臓に近い側を比較的緩くしばる．
☑ ほ乳類…傷を水道などの流水でよく洗う．
☑ クラゲ…食酢をかけた後に，身体についた触手をそっと除去する．
☑ ヒトデ，魚…棘を抜き流水で洗浄．局所をやけどをしない程度の熱めのお湯につけると痛みが和らぐ．
☑ 内服中の薬は，できればすべて持参してもらう．

1 動物の咬傷や刺傷は，いろいろな危険をはらむ

1 外傷

咬まれたり刺されるのは外傷の一種である．クマやイノシシのような大型動物に襲われると死ぬこともある．小さい子どもなら，犬や猫でも危険だ．こうしたことは動物の種類，傷の大きさ，出血の程度などから判断できる．

2 感染

> ただし，単なるケガではすまない！

- 創の感染…ヒトを含むほ乳類に咬まれると，創が感染しやすい．特に，四肢末梢の傷はリスクが高い．
- 全身の感染症（狂犬病，レプトスピラ症，鼠咬症，ネコひっかき病，野兎病，ブタ丹毒）…教科書にはいろいろ書かれているが，まれである．通常は考慮しなくてよい．

3 毒素による作用

> ハチ，ヘビ，クモ，クラゲ…

4 アナフィラキシー

> ハチ，ハムスター…

2 アナフィラキシー

☞ 19 じんま疹，アレルギー

- アナフィラキシーが発症すると，数分〜数十分で急速に重症化する．特に，咬刺傷ではアレルゲンが組織内に注入されるため，すぐに発症し，悪化のスピードも速い．
- 典型的な症状は，皮膚，呼吸，循環の3つに出現する．
  ① 皮膚症状…じんま疹，紅くなる，腫れる，かゆい
  ② 呼吸器症状…口腔内や上気道の浮腫，喘鳴，呼吸困難
  ③ 循環器症状…頻脈，血圧低下（しばしば失神する），ショック，心筋虚血
  ④ 消化器症状（悪心嘔吐，腹痛，下痢）が約1/3の症例にみられる

> 呼吸障害とショックが致命的になる

- エピペン（アドレナリンの自己注射器）を所持している場合の問い合わせについて…アナフィラキシー症状が疑われたら，患者本人の自己責任であることを付言したうえで使用を勧める．

3 ハチ

1 ハチ毒の特徴

- スズメバチ，アシナガバチ，ミツバチなどに刺されると，腫れて痛む．ハチ毒が含む多種類のアミン，ペプチド，タンパクが炎症をおこすためである．

- 小型の昆虫であるハチのひと刺しでは，ヒトが中毒症状を呈して全身状態が悪化するようなことはない（中毒量には達しない）．しかし，ハチのひと刺しでもアナフィラキシーは十分に引き起こされる．危ないのは，①アナフィラキシーを起こしたとき，②大型のスズメバチの大群に襲われたとき（この場合は中毒量には達し得る横紋筋融解症，急性腎不全，ショックがおこる）．

❷ ハチ刺傷の局所処置

- できるだけ早く毒針を抜く．抜くときにピンセットでつまむと毒液が注入されるという俗説が昔から流布しているが，これを気にしなくてよい．
  （冷やす）
- 局所を冷却する．
  （針を抜く）
- 抗ヒスタミン薬の外用剤は有効であるが，得体のしれない軟膏は塗らないほうがよい．重曹やベーキングパウダを塗るのも効果はない．

4 ヘ ビ

❶ 毒ヘビ

日本の在来種の毒ヘビは，マムシ，ハブ，ヤマカガシと海ヘビである．

- マムシは南西諸島を除く日本全土に棲息し，初夏から初秋にかけて咬傷が多い．ハブは奄美・沖縄諸島（先島諸島を除く）に棲息し，マムシの近縁種であるが，はるかに大型のヘビであるため咬まれると重症化しやすい．いずれの毒も組織を傷害する作用が強い．
- ヤマカガシは北海道と南西諸島を除く日本全土に棲息する．おとなしいヘビで，めったに咬まないうえ，深く咬まないと毒が注入されない奥歯に毒牙がある．また，キズの痛みや腫れも軽い．主たる中毒症状は出血傾向である．
- 近年は，これらの在来種以外に，ペットとして輸入された毒ヘビや材木に混じって輸入された毒ヘビに咬まれた事例が出ている．
  （輸入ペットに注意）

❷ マムシおよびハブ咬傷の応急処置

- 咬まれた瞬間に激痛を感じ，すぐにズキズキ痛み始め，腫れてくる．これがマムシやハブ咬傷の特徴である．その場で傷口から毒成分を出したほうがよさそうだが，一般には現場でキズを拡げるような処置は薦められない．不用意に行うと感染の危険を大きくしたり，不要な損傷を加える可能性もある．
- 傷を流水で洗い，近位側を比較的緩くしばり，できるだけ走らず（車などを使って移動して）受診することを薦める．
  （傷を洗う　ゆるくしばる）

5 クモ

1 在来種

日本にも在来種の毒グモは存在する（たとえば，コマチグモ属）．これに咬まれると激痛がはしり，しばらく局所が腫れて痛い．しかし，主な生息地が草原であるためヒトの被害は少ない．

2 セアカゴケグモ

- 東南アジアやオーストラリアなどの（亜）熱帯に生息する毒性の高いセアカゴケグモが，日本の各地（関東以西の都市部）で発見されている．
- 体長はメスが1cm前後，丸くつやつやした黒い体で，胸腹部の背面にはひし形が2つ縦に並んだような赤い模様，腹面には砂時計状の赤い模様があるので見間違えることは少ない．
- このクモは排水溝の側面，家の外構のすき間，自動販売機やエアコン室外機の裏などに潜んでいるが，攻撃性は少ない．生息場所を素手で掃除中に咬まれたり，生息場所の近くに放置してあった履物等に足をいれたとき咬まれた被害が報告されている．
- 国内で重症化した報告例はないようだが，オーストラリアの文献では，約1/3に1時間後くらいから全身的な症状が出現する．筋肉の強直やこむら返りが特徴的であり，かなり強い痛みを伴う．高血圧や頻脈，発汗なども生じ，ごくまれに重症化する．
- 現場ですぐに実施できる局所治療法は，冷却である．

6 哺乳類の咬傷

咬傷はイヌが圧倒的に多い．そのほかにネコ，ネズミ，各種のペット，野生動物もときに見かける．こうした哺乳類に咬まれた傷は化膿しやすい．

1 創感染

（化膿しやすい）

- 創感染が多い理由は3つある．①動物の口腔内には常在細菌が多い，②入口が小さくて内部の深い創になりやすい，③野外で受傷するため汚染されやすい．
- 動物種別にはイヌやネズミにくらべ，ネコ，サル，ヒトでは創感染率が高く，受傷部位別には頭部／顔面よりも手足の咬傷が感染しやすいと言われる．
- 傷が非常に大きい場合をのぞき，受診までに，水道の流水で創洗浄を十分行っておくとよい．

（水道でよく洗う）

② 狂犬病は考慮すべきか？

> 「朝日新聞」記事の要約（2006年11月17日）
> 京都市内の60代の男性が狂犬病を発症した．フィリピンに滞在中の8月末ごろに左手を野犬にかまれ，11月に帰国後，発熱など風邪のような症状があった後，現在意識不明の重体．国立感染症研究所で16日に狂犬病ウイルスが確認された．国外で感染して国内で発症した事例は1970年（ネパールで感染）以来である．

- 日本では狂犬病はほぼ根絶された．国内の感染例は，ヒトが1955年，イヌでは1957年以降報告されていないので，国内でのイヌ咬傷例に狂犬病を考慮する必要性は今のところない．ただし，この報道のように国外で咬まれた感染例がまれにある．
- 狂犬病ウイルスは，陸生の肉食哺乳類を宿主とする（イヌだけでなく，ネコ，コウモリ，キツネ，オオカミ，ジャッカル，アライグマ，スカンク，マングースなど）．潜伏期は1〜3か月（約60％），まれには1年以上（約7％）におよぶ．発症するとほとんど全例が死亡するため，リスクの高い咬傷例には，潜伏期の間に発症予防の治療を行う．

③ アナフィラキシー

齧歯類（げっしるい）の咬傷によって発症することがある．特に，ペットとして人気の高い矮小型のジャンガリアン・ハムスターによる事例が増えている．

7 海洋生物

日本近辺の海洋レジャー（遊泳，潜水，釣り，サーフィンなど）で発生する健康被害のうち，もっとも多いのはクラゲおよび魚類による刺傷である．

① クラゲ刺傷の応急処置

- 沖縄のハブクラゲは有名であるが，それ以外の地方でもハナガサクラゲ，アンドンクラゲ，キタカギノテクラゲ，カツオノエボシ，アカクラゲなどがしばしば報告されている．
- これらは触手の表面に多数の刺胞をもち，獲物に接触すると刺胞から刺糸が発射されて毒が注入される．
- 毒クラゲに刺されたら，すぐに海から上がる．砂や水でこすってはいけない（かえって悪くなる）．
- 応急処置として，ハブクラゲやアンドンクラゲでは，食酢をかけた後に身体についた触手をそっと除去する．酸性の酢が刺胞の破裂を防いで，それ以上の刺糸発射を止める．しかし，カツオノエボシではかえって刺胞を刺激するので酢を使ってはいけない．

❷ ヒトデ，オコゼ，カサゴなどの毒棘による刺傷の応急処置

・まず，棘を抜いて創を流水でよく洗浄する．
・局所をヤケドしない程度の熱いお湯につけると痛みが和らぐ．

COLUMN | **回生病院違い**

　いつもどおり電話トリアージの最後には来院までの時間を確認しました．20分ほどで行きますとの返事．しかし一向に患者は来院しません．再度患者より電話あり．バスターミナルに到着したが，どこに行けばよいか？との問い合わせ．バスターミナル？？と思ったが，一応バス停留所がある玄関に見に行くも人影なし．過去の経験からの嫌な予感が頭をよぎりました．こちらは香川県の回生病院ですが，間違えていませんか？？電話先で香川県ですか・・・と絶句している声．今まで，大阪，三重，関東の回生病院間違いの電話を受けたことがあります．そういえば，映画「火垂るの墓」で登場した病院の名前も回生病院でした．

27 食中毒

年　　月　　日　　時　　分　[通報者] 本人，家族，他（　　　）	
患者氏名＿＿＿＿＿＿＿＿＿＿＿＿＿＿＿＿＿＿＿＿＿＿　＿＿＿歳 [男 女]	
主訴（相手の言葉で）＿＿＿＿＿＿＿＿＿＿＿＿＿＿＿＿＿＿＿＿＿＿＿＿＿＿	

発症	（　　　）[分 / 時間 / 日] 前	
吐き気，嘔吐	ない　軽い　強い（食物 / 黄色い水 / 薄ピンク / 血が混ざる）	吐血 ☎119
腹痛	ない　軽い　強い（上腹部 / 下腹部 / 全体）	強い ☎119
下痢	ない　軽い　強い（水様 / 粘液 / 粘血便 / 血便 / タール）	下血 ☎119

●全身状態，関連症状

呼吸の異常	ない　呼吸が速い※　息苦しい　息切れ　ゼイゼイ　いびき　呼吸が弱い	あり ☎119
	※〜2か月 >60，〜12か月 >50，〜5歳 >40，6歳以上 >30/分	
循環の異常	ない　手足が冷たい　冷汗	あり ☎119
意識障害	ない　いつもと違う　会話が変　興奮　もうろう　眠りこける　反応しない	あり ☎119
神経症状	ない　しびれ（唇舌，手足）　話しにくい　飲み込みにくい　眼がかすむ	あり ☎119
発疹	ない　発赤　顔面紅潮　じんま疹	☞18「じんま疹，アレルギー」
発熱	ない　ありそう（未測定）　ある（　　　）℃（　　　）日前から	

●脱水の程度

水分摂取	できる　不十分　全くできない（　　　時間くらい）
脱水症状	ない　立ちくらみ / めまい　ぐったり　皮膚や唇がカサカサ　泣いても涙が出ない
尿	出ている　尿が濃い　尿量が少ない

●疑わしい食べ物，集団発生

	不明　海産物　弁当・給食　生肉　ケーキ　サンドイッチ　キノコ　山野草　　いつ（　　　　　）
身近の発症者	いない　いる（誰：　　　　　　　　　　　　　　　　　　　　　　　　　　）

●基礎疾患，既往歴，生活歴など

治療中の病気または既往疾患	ない　腎疾患　肝硬変
内服中の薬	ない　　　　　　　　　　　　　　　　　　　　　　　　ワルファリン　抗血小板薬

●指導

- ☑ 海産物やキノコで神経症状が出た場合，会話できる程度の意識状態なら嘔吐させる．
- ☑ 吐物と，拭きとった紙はビニール袋に密閉する．吐物や糞尿に接触したら手をよく洗う．
- ☑ 内服中の薬は，できればすべて持参してもらう．

1 食中毒とは

- 飲食物（包装や容器も含む）を介しておこる健康障害は，原因物質が何であっても，どのような症状であっても，すべて食中毒に含まれる．
- 原因は微生物（ウイルスや細菌），自然毒，化学物質の3つに大きく分類される．
- 食品が腐敗すると「味，におい，あるいは色」がおかしいと感じる．しかし，食中毒を起こすウイルス，細菌，有害物質などが混入していても，外観はまったく変化せず，味やにおいも異常のないことのほうが，はるかに多い．

2 食中毒の症状

> 多くは，胃腸炎症状＋発熱

- 食中毒の多くは，腹痛や下痢，嘔吐といった消化器症状で発症する．そうした症状は，ウイルス感染による急性胃腸炎（いわゆるお腹の風邪）とよく似ているので，症状だけで区別することが不可能である．むしろ，疑わしい食品を食べたとか，集団発生したとかの疫学的情報が参考になる．
- 微生物による食中毒では，発熱を伴うものが多い．
- 毒物の種類によっては，神経症状（しびれや呼吸困難），アレルギー症状などが出る場合もある．

3 危険な症状はなにか

- 食中毒の大部分をしめる急性胃腸炎症状では，脱水症状の程度に注目する．適切な補液が行われているか，尿は出ているか，グッタリしていないか，循環は不安定になっていないか，などを判断する．☞ 15 下痢
- ある種の食中毒では神経症状が現れる．このあとには呼吸筋麻痺や昏睡，ショックなどが続いておこる可能性があり，危険なサインと考える．

4 微生物による食中毒

食中毒の原因のうちで，90％以上を微生物が占める．

① ウイルス性…ノロウイルスが圧倒的に多い

	潜伏期	症状	特徴
ノロウイルス	24～48時間	水様性下痢，嘔吐，腹痛，発熱（38℃以上は少ない）．3日程度で改善することが多い．	冬に多いが1年中かかる可能性あり．食品中では増えず，人の腸内で増える．生ガキなどの二枚貝，ケーキやサンドイッチなどの非加熱食品から感染するほか，感染者の吐物や便からの二次感染あり．

❷ 細菌性…主要なものを潜伏期が短い順に記載

	潜伏期	症状	特徴
黄色ブドウ球菌	1〜数時間	激しい嘔吐，腹痛，下痢	弁当や生菓子などに付着している．菌は熱に弱いが，中毒の原因となる細菌毒素は100℃で30分加熱しても失活しない．
ウエルシュ菌	約半日	下痢，腹痛．症状は軽く，1日で改善するものも多い．	人や動物の便・土壌・下水に存在する．耐熱性である．一度に同一容器で大量調理した後，室温で保存したカレーやシチューや惣菜が原因として多い．
腸炎ビブリオ	10〜24時間	強い腹痛，嘔吐，水様性下痢，発熱（38〜40℃のこともある）．3〜4日で改善するが，重症化もある．	この菌は塩分を好むため海産物に付着していることが多い．そのため真水に弱く，また熱にも弱い．
サルモネラ菌	6〜72時間（12〜24時間が多い）	腹痛，下痢，嘔吐，発熱（38〜40℃）．1週間以内に改善するが，2週間以上続くこともある．	牛，豚，鳥，鶏卵を食べて感染することが多いが，加熱すると死滅する（中心温度75℃で1分間の加熱）
カンピロバクター	2〜7日（2日が多い）	全身倦怠感，発熱（38〜39℃），腹痛，下痢	牛や豚，鶏やペット（犬猫）の糞に多い．これらに汚染された食物や水から感染する．冷蔵庫内でも増殖しやすい（低温・低酸素を好むため）．乾燥や加熱に弱い．
腸管出血性大腸菌（O157が代表的）	4〜9日（非常に長い）	水様性下痢，腹痛で始まり，その後に血便が続くことが多い．HUS（溶血性尿毒症症候群）を合併する重症例もある．	家畜（牛が多い）の糞尿に汚染された食肉や水からの感染が多い．菌から出たベロ毒素により出血性の下痢を引き起こす．菌自体は熱に弱い（75℃，1分の加熱）．少量の菌で感染が成立し，感染力は非常に強い．

5 自然毒

毒をもつ動植物は非常に多い．普通はむやみに食べないので，食中毒の発生件数は少ないが，重症化したり死亡するケースの割合は感染性の食中毒に比べてかなり高いので注意が必要である．以下に，代表的なものをあげる．

❶ フグ毒（テトロドトキシン）

潜伏期：10分〜60分
症状　：口唇や舌のしびれで始まり，歩行困難や言語障害へと進む．重症例では呼吸筋麻痺がおこるため，人工呼吸をしなければ死亡する．
特徴　：フグの産卵期（冬から春）が最も毒性が高く，長時間加熱しても毒素は分解できない．中毒症状に気づいたらすぐに受診が必要．

❷ キノコ毒

潜伏期：10分〜数時間（種類によってさまざま）．
症状　：種類によって様々である．
　　　　・胃腸毒（もっとも多い）…腹痛・嘔吐・下痢．

　　　　・神経毒…幻覚や体のしびれの症状に加えて意識障害が出ることもある．
　特徴　：中毒者は年400人以上，死亡者は年平均2名程度である．
　　　　我が国では，ツキヨタケ，クサウラベニタケ，カキシメジの3種が多い．

3 観賞用植物，野生植物

植物の根，茎，葉の多くは毒成分を含んでいると考えたほうがよい．近年，自然食ブームのせいか食用種とまちがって食べ，重い中毒症状をひきおこす事例がかなり報告されている．
・サトイモ科の植物…シュウ酸
・チョウセンアサガオ，ハシリドコロなど…抗コリン作用のアルカロイド
・ユリ科植物（グロリオサ，イヌサフランなど）…コルヒチン

6 アニサキス（寄生虫の一種）

　潜伏期：数時間
　症状　：激しい腹痛と嘔吐（下痢をしないことが，一般の感染性食中毒との違い）．
　　　　ときに，じんま疹などのアレルギー症状．
　特徴　：イカ，アジ，サバなどを生で食べたとき，寄生している幼虫を摂食してしまうと起こる（加熱，冷凍では死滅する）．アニサキスの最終宿主はイルカやクジラであり，ヒトの体内では成長できないが，胃腸の壁を食い破って外に出ようとするときに激痛が現れる．

7 感染性吐物，糞便の処理

感染性胃腸炎の多くはウイルスによるものであり，吐物や糞便の中には病原体が含まれていると疑ってかかったほうがよい．特に，ノロウイルスの場合は感染力が強いので，嘔吐物や下痢便の処理を厳重に行うことが望ましい．
〔具体的な指導法〕
・医療施設あるいは介護施設であれば，手袋，マスク，眼鏡（あるいはゴーグル）を着用して，拭きとりに使った紙も含めてビニール袋などに密封する．さらに，床や器材は200 ppm以上（0.25〜1％）の次亜塩素酸ナトリウムで消毒するか，85℃（1分間以上）で加熱消毒する．
・家庭では，そのような処理は難しいので，吐物と，拭きとった布や紙はビニール袋に密閉すること，さらに手洗いを丁寧に行うことを指導する．

28 医薬品の誤用，誤食

　　　　　　　　　　年　月　日　時　分　［通報者］本人，家族，他（　　　）
患者氏名＿＿＿＿＿＿＿＿＿＿＿＿＿＿＿＿＿＿＿＿＿＿歳　［男　女］
主訴（相手の言葉で）＿＿＿＿＿＿＿＿＿＿＿＿＿＿＿＿＿＿＿＿＿＿

発症	（　　　）［分／時間］前
量	たくさん飲んだ　間違って飲んだ　使い方を間違った
薬の名前	不明　睡眠導入薬／抗不安薬　抗精神病薬／抗うつ薬
（種類）	解熱鎮痛薬　循環系の薬
	ワルファリン　抗血小板薬
自殺企図	ちがう　不明　意図的　　　　　　　　　　自殺企図 ☎119

●全身状態，関連症状

意識障害	ない　いつもと違う　会話が変　興奮　もうろう　眠りこける　反応しない　あり ☎119
呼吸の異常	ない　呼吸が速い※　息苦しい　息切れ　ゼイゼイ　いびき様　呼吸が弱い　あり ☎119
	※〜2か月>60, 〜12か月>50, 〜5歳>40, 6歳以上>30/分
循環の異常	ない　立ちくらみ　失神しそう　手足が冷たい　冷汗　ドキドキする　あり ☎119
胸痛，腹痛	ない　ある　強い　［胸痛／腹痛］　　　　　　　　　　強い ☎119
下痢	ない　ある
吐き気，嘔吐	ない　ある
体温の異常	ない　身体が熱い／身体が冷たい（　　　）℃，未測定　あり ☎119
飲酒した？	ない　すこし飲んでいる　かなり飲んでいる

●基礎疾患，既往歴，生活歴など

治療中の病気 または既往疾患	ない　精神疾患
内服中の薬	ない　向精神薬

●指導

- ☑ 昏睡の場合は左横向きに寝かせ，衣類をゆるめ，気道開通と誤嚥の防止につとめる（☞ p.134）.
- ☑ 吐いているときは左横向きで吐かせ，誤嚥の防止につとめる．口の中をゆすいだり，汚物をふき取ったら，できるだけ横になったまま運ぶ（あるいは救急車を待つ）．
- ☑ 飲んだと思われる空の薬瓶や包装は，そのまま，すべて持参してもらう．
- ☑ 内服中の薬は，すべて持参してもらう．

1　医薬品中毒が発生する状況

❶ 自殺企図

向精神薬（睡眠導入薬，抗不安薬，抗精神病薬，抗うつ薬など）あるいは鎮痛薬を使用し，いちどに**多種類**を**大量**に飲むことが多い．

❷ 不注意による過量，薬の相互作用

誤って飲んだり，複数処方の相互作用によって中毒症状が出ることがある．原因になる薬剤は様々であるが，多くは1種類の薬物でおこる．

❸ 乳幼児の誤食

幼児は何でも口に入れる．多くは1種類の薬物である．

2　注意すべき中毒症状

❶ 意識障害

・急性中毒の原因薬物のトップは向精神薬である．そして，向精神薬の大部分は，過量服用すると意識レベルが低下する．したがって，意識障害が主症状であればその種の薬物を飲んだという推測に役立つが，それ以上の診断的な意味は少ない．
・一般に，意識障害は危険な症状である．しかし，医薬品中毒に限ると（たとえば，睡眠導入薬の大量服用を想定する），「昏睡」すなわち「重症」とは直結しない．むしろ，昏睡状態では呼吸障害の合併に気をつけなければならない．

❷ 精神症状

・不穏，興奮，人格の変化，幻覚（幻視，幻聴），意識の変容などは，向精神薬の一部や非合法薬の使用および離脱症状として現れることがある．

❸ 呼吸不全

・医薬品中毒では，直接的に呼吸器官が障害されるのではなく，昏睡に伴う呼吸障害（舌根沈下，吐物の誤嚥，換気の低下）が非常に多い．体位変換などの適切な応急処置が奏効する．

❹ 循環障害

・頻脈は，交感神経様作用薬や抗コリン薬などの直接作用として生じる場合と，低血圧や低酸素血症への反応として生じる場合がある．

- 徐脈はコリン作動薬，β遮断薬などの症状で，40/分を下回るとショックの危険がある．40〜60/分程度の徐脈は，中枢抑制薬による昏睡でもしばしば出現する．
- 不整脈のうち，突然の心停止に移行する危険なものは，心毒性をもつ薬物（たとえば，抗不整脈薬，抗うつ薬，抗精神病薬など）で出現することがある．
- ショック症状は，心原性，血管拡張性，循環血液量減少性の3つの原因のうちいずれか（あるいは複合）によって発生する．

⑤ 体温の異常

- 高体温は，非合法薬物（交感神経を興奮させる系統のもの）や抗コリン薬の急性中毒，あるいは向精神薬の悪性症候群で出現することがある．精神症状や意識障害，頻脈を伴うケースが多い．
- 低体温は昏睡の患者にしばしば見られる．厳冬期でなくても，無防備な状態で長時間眠りこけると体温は下がるからである．

3 代表的な中毒薬物

① 睡眠導入薬，鎮静薬，抗不安薬

- 自殺や逃避を目的に睡眠薬を飲む人は多い．いわゆるパラ自殺のケースも多数含まれる（死ぬ意図が明白でなく，他者の気を引くための自傷行為）．
- 現在の主流はベンゾジアゼピン系薬である．おもな中毒作用は，GABA受容体を介する中枢神経系の抑制であり，無気力，傾眠，見当識障害，失調などが現れる．大量に飲むと昏睡から呼吸不全，低血圧，低体温が生じて死亡することもある．ただし，呼吸と循環への対処を誤らなければ，たとえ昏睡になっても予後はよい．
- 近年，抗ヒスタミン薬（ジフェンヒドラミン）がOTC※の睡眠改善薬として街の薬局で売られている．安全性は比較的高いが，大量に飲むと精神症状が現れる．

② 抗うつ薬

- 三環系/四環系抗うつ薬は昔から使われている強力な薬である．大量服用すると，中枢神経系（意識障害，けいれん，高体温）と，循環系に中毒症状が現れる．
循環系の中毒症状は心臓の伝導障害や不整脈，低血圧であり，ときに致死的不整脈によって死亡することもある．
- SSRI（選択的セロトニン再取り込み阻害薬），SNRI（選択的セロトニン・ノルアドレナリン再取り込み阻害薬）は，近年開発された抗うつ薬である．死亡例の報告はきわめて少ないが，大量服用では昏睡になる．

※ Over The Counter の略．処方箋がなくても薬局で購入できる一般薬のこと．

3 抗精神病薬

- 統合失調症などに使用される定型抗精神病薬（クロルプロマジン，ハロペリドールなど）では，中枢神経系の中毒症状として，錐体外路症状（ジストニー，筋緊張），意識障害，体温調節の障害（低体温／高体温），けいれん（けいれん閾値を下げる）が出現する．
- 一方，心血管系にも伝導障害，不整脈の誘発，交感神経のα遮断作用（末梢血管拡張作用）による低血圧などをひきおこして，特に致死的となる．

4 解熱鎮痛薬…アセトアミノフェン

- OTCの解熱鎮痛薬や総合感冒薬の多くが，アセトアミノフェンを含有する．また，インフルエンザのときに使う解熱薬としても推奨されている．
- 超大量に服用したときだけ，アセトアミノフェンには肝毒性が出る．それは，平常時は使われない経路で代謝される結果，肝毒性の強い中間代謝産物ができるためである．
- 肝毒性は服用から半日〜1日遅れて出現する．ALT（GPT）が上昇したあと，急性肝炎とよく似た臨床経過をとる．重症例では数日以内に肝不全に陥る．
- 拮抗薬／解毒薬として N-アセチルシステインの早期投与が有効であるので，本剤を飲んだことはできるだけ早く把握しておきたい．

5 非合法薬物

- 「麻薬及び向精神薬取締法」では，古典的な依存性薬物である①オピオイド系（アヘン，モルヒネなど）と②コカイン（俗称クラック）のほかに，③興奮剤のMDMA（通称エクスタシー）や麻酔作用の強い GHB（γ-ヒドロキシ酪酸）などの新規に合成されたデザイナードラッグ※も規制の対象となっている．
- 「覚せい剤取締法」は，アンフェタミンとメタンフェタミン（ヒロポン）などを規制する．
- 説明のつかない精神症状があれば，違法な薬物使用の疑いをもっておく必要はある．
  （1）オピオイドは脳のオピオイド受容体に作用する物質群であり，鎮痛作用，中枢抑制作用が強く，多幸感をもたらす．古典的な中毒の三徴として「昏睡，呼吸抑制，縮瞳」が有名である．重症例は低血圧，徐脈，けいれん，肺水腫をきたす．
  （2）コカインはカテコラミン再取り込みを阻害して，間接的に交感神経作用をあらわすほか，中枢神経系への刺激作用もある．多幸感が現れ，血圧や脈拍数，体温，呼吸数が増加する．重症例では，けいれん，昏睡，不整脈，肺水腫，ショックになる．
  （3）覚せい剤は中枢神経を刺激して，活動性を高め，全能感をもたらす．過量で不安，興奮，幻覚，頻呼吸，筋攣縮，けいれん，さらに昏睡にいたる．交感神経系を刺激し（発汗，散瞳，頻脈，高血圧，排尿障害），代謝の亢進（高体温と代謝性アシドーシス）をきたす．また，横紋筋融解症から急性腎不全になることもある．

※法規制を逃れるために既存の麻薬や向精神薬の化学構造に手を加えて合成し，闇市場で流通している新規の乱用物質をデザイナードラッグとよぶ．

29 農薬や毒物の服用

　　　　　　　　　　年　月　日　　時　　分　[通報者] 本人, 家族, 他（　　　）
患者氏名 _____ ____歳 [男　女]
主訴（相手の言葉で）_____

発症	（　　　）[分 / 時間] 前	
毒物の名前	不明　農薬（殺虫剤：　　　　　　　　（除草剤：　　　　　　　　　　　　　）	
（種類）	_____ 量	
自殺企図	ちがう　不明　意図的	自殺企図 ☎119

●全身状態，関連症状

意識障害	ない　いつもと違う　会話が変　興奮　もうろう　眠りこける　反応しない	あり ☎119
呼吸の異常	ない　呼吸が速い※　息苦しい　息切れ　ゼイゼイ　いびき　呼吸が弱い	あり ☎119
	※〜2か月>60，〜12か月>50，〜5歳>40，6歳以上>30/分	
循環の異常	ない　立ちくらみ　失神しそう　手足が冷たい　冷汗　ドキドキする	あり ☎119
発汗，よだれ	ない　多い　異常に多い	多い ☎119
異臭	ない　（息 / 衣類 / 身体）に変な臭いがする	あり ☎119
緑の着色	ない　（爪 / 口の周り / 身体）に緑色が付着している	あり ☎119
口腔，喉の異常	ない　痛い　ヒリヒリする　ただれている	あり ☎119
胸痛，腹痛	ない　ある　強い　[胸痛 / 腹痛]	強い ☎119
下痢	ない　ある	
吐き気，嘔吐	ない　ある	
体温の異常	ない　身体が熱い / 身体が冷たい（　　　）℃，未測定（　　　）日前から	
		あり ☎119

●基礎疾患，既往歴，生活歴など

治療中の病気	ない　精神疾患
または既往疾患	_____
内服中の薬	ない　_____

●指導

- ☑ 昏睡の場合は左横向きに寝かせ，衣類をゆるめ，気道開通と誤嚥の防止につとめる（☞ p.134）．
- ☑ 吐いているときは左横向きで吐かせ，誤嚥の防止につとめる．口の中をゆすいだり，汚物をふき取ったら，できるだけ横になったまま運ぶ（あるいは救急車を待つ）．
- ☑ 飲んだ毒物の容器があれば，必ず持参してもらう．
- ☑ 内服中の薬は，できればすべて持参してもらう．

1　農薬中毒が発生する状況

農薬による急性中毒の発生状況には3つのパターンがある．

❶ 自殺企図

農薬は手近に存在する毒物である．自殺目的の場合は大量に量飲むケースが多いため，重症化する可能性が大きい．したがって，3次救急施設（あるいは急性中毒の治療に慣れた施設）へ直送するのが望ましい．服用毒物の種類や量についての情報は，発見者（大部分は家族）から得られることが多い．

❷ 事故

毒物をコップに入れたり，飲料用の容器に保管してあったときに，誤って飲む事故がおこりやすいが，異臭や味に気付くので，大量を飲み下すことはあまりない．農薬の散布中の事故として，ミストの吸入や皮膚からの吸収の可能性はあるが，感受性の高い人が体調を悪くすることはあっても，重い中毒症状が出ることはまずない．

❸ 乳幼児の誤飲事故

幼児は何でも口に入れる．

2　飲んだ農薬の名前は，できるだけ受診前に知っておきたい．

・急性中毒の観点からすると，重要なものは，殺虫剤と除草剤である．
　①自殺目的に使われる農薬のうち，中毒事例が圧倒的に多いのは殺虫剤である．
　②中毒死亡数では除草剤と殺虫剤がトップを争っている．除草剤の中毒事例数は殺虫剤よりもかなり少ないが，代表的な除草剤であるパラコートの致死率が非常に高い（約65％）ために，死亡数を比較すると殺虫剤と同等か，それ以上である．

人口動態統計より	2005年	2006年	2007年	2008年
中毒による死者（総数）	7,308	6,312	5,670	6,958
農薬による中毒死者数	637	635	547	523
うち，有機燐/カーバメート系殺虫剤	189	194	177	196
うち，除草剤，防黴剤	293	277	233	186

・患者が飲んだ農薬の名前は，残った容器のラベルからわかることが多い．商品名を手がかりに，日本中毒情報センターに問い合わせたり，ネット検索で成分を知ることができる．ただし，類似の商品名でも成分は違うこともあるので，正確に聞く．例えば，殺鼠剤の「メリーネコ」という商品名には，「メリーネコPC」「濃厚メリーネコ3号」「メリーネコクマリン」「メリーネコタリウム」等々のバリエーションがあり，それぞれ成分がまったく違う．

3 殺虫剤　有機リン系およびカーバメイト系

1 中毒症状

・典型的なコリン作動性トキシドローム※があらわれる

> ・分泌の亢進…唾液があふれ出る，激しい発汗，涙が出る
> ・瞳孔は縮瞳する
> ・全身に細かい筋攣縮がおこる
> ・下痢

・こうした症状が現れる理由は作用機序から説明できる．すなわち，有機リン系／カーバメイト系の殺虫剤はアセチルコリンエステラーゼを阻害し，アセチルコリンの分解を遅らせる働きをする．その結果，神経情報の伝達部位でアセチルコリンの作用が増強し，コリン作動性症状が出る．コリン作動性症状は主に副交感神経系と運動神経−筋接合部に現れ，重症の場合は中枢神経系にも症状が出る．
　①副交感神経作用の亢進…縮瞳，視覚調節障害，唾液／気道分泌の亢進，気管支収縮，腸蠕動の亢進（⇒下痢，腹痛），徐脈
　②神経−筋接合部の過剰刺激…筋線維束性収縮，筋力低下，呼吸麻痺
　③中枢神経作用…不穏，頭痛，失調，傾眠，昏睡，けいれん

2 治療法

・中毒症状の拮抗薬として，アトロピンとパムという2つの薬がある．
　①アトロピンはコリン作動性症状のうちの副交感神経亢進（たとえば，徐脈や過剰な分泌）によく効く．
　②パムは，有機リンが結合して不活性化したアセチルコリンエステラーゼを再賦活する（カーバメイト系には効果が少ない）．

3 初療のポイント

・農業／園芸用に広く使われる有機リン系殺虫剤は，化学兵器のサリンやVXと同系統の神経毒であり，肺や皮膚からも吸収される．初期の製剤（パラチオン）はそうした猛毒物質で，散布中にも中毒事故が多発した．現在の製品は哺乳類への毒性を弱めているので，重症中毒は，希釈する前の濃い原液を飲んだケースに限られる．
・カーバメイト系も有機リン系とほぼ同じ中毒症状である．
・家庭でハエや蚊に対して使用する殺虫剤には，中毒症状があまり強くない製剤（ピレスロイド系など）が使用されており，有機リン系／カーバメイト系はほとんど使われていない．

※ Toxidrome とは Toxic Syndrome（中毒症候群）を縮めた造語である．

4 除草剤　パラコート（グラモキソン®，プリグロックスなど®）

① 爪，指，口の周り，身体，衣類に，緑色の付着がないか？

口の周囲やこぼれた部位が着色する．パラコート剤は致死率が非常に高い（約65％）ため，それを飲んだことを発見しやすいようメーカーが製剤に色素を混ぜている．

② 中毒症状

- 大量のパラコートをのむとショックと肺水腫をおこし，数日以内に死ぬ．
- 初期症状が軽くても油断できない．服用量がそれほど多くなければ，初めは吐き気／嘔吐が生じるだけである（製剤には催吐剤を混じてある）．しかし，数日〜1週後に間質性肺炎が現れ，さらに肺線維症が進行して，大部分は呼吸不全で死亡する．
- 腐食作用が強いため，希釈前の原液を飲むと口腔内や食道にびらんをつくる．

③ 初療のポイント

- 問診情報からパラコート中毒を疑えば，尿定性反応（ハイドロサルファイト反応）を実施し，それが陽性反応なら診断はほぼ確定する．この定性反応は，尿に水酸化ナトリウムとハイドロサルファイトを混ずるだけで瞬時に結果が出る．
- パラコートは体内で酸化力の強いスーパーオキシドを作り，細胞を傷害する．酸素濃度が高いと毒性（とくに肺の障害）は強くなるため，パラコート中毒を疑ったら，搬送や初療のときに酸素吸入をしてはならない．

（酸素吸入は禁忌）

5 除草剤　アミノ酸系

植物に特有なアミノ酸生合成系を阻害して雑草を枯死させる．代謝経路が異なる人畜への毒性は比較的低いと考えられ，危険なパラコートを代替する安全な除草剤として消費が伸びた．しかし，大量に服用すれば死にいたる毒物であることは変わらない．

① グルホシネート（バスタ®，ハヤブサなど®）

中毒の初期症状は，悪心／嘔吐，腹痛，下痢などの消化器症状であるが，8〜38時間後に，けいれん，意識障害，呼吸停止などの重篤な中枢神経症状が出現する場合がある．したがって，初期には軽症にみえても，油断してはいけない．

② グリホサート（ラウンドアップ®，タッチダウン®など）

通常は咽頭痛，腹痛，嘔吐などの消化器症状だけで終わるが，ときに消化管の粘膜びらんや浮腫が生じ，大量服用ではショックや急性腎不全に陥る．致死的毒性の主な原因は，製剤に含まれる非イオン系界面活性剤によると考えられている．

30 ガスの吸入

　　　　　　　　　　年　月　日　　　時　　分　[通報者] 本人，家族，他（　　　）
患者氏名＿＿＿＿＿＿＿＿＿＿＿＿＿＿＿＿＿　＿＿＿歳　[　男　女　]
主訴（相手の言葉で）＿＿＿＿＿＿＿＿＿＿＿＿＿＿＿＿＿＿＿＿＿＿＿

発症	（　　　）[分／時間] 前	
状況	異臭がする　煙／ガスを吸った　咳が出る　眼／鼻／喉が痛い	
	意識を失った（倒れている）	意識消失 ☎119
場所	自動車の中　屋外　家庭　工事現場／作業所	
集団発生？	ひとり　複数（　　　）人	複数 ☎119
原因物質	不明	

●全身状態，関連症状

呼吸の異常	ない　呼吸が速い※　息苦しい　息切れ　呼吸が弱い	
	ゼイゼイ　ヒューヒュー　激しい咳き込み　いびき	あり ☎119
	※〜2か月 >60，〜12か月 >50，〜5歳 >40，6歳以上 >30／分	
発声の異常	ない　声が出せない　声がかすれている（嗄声）	あり ☎119
循環の異常	ない　立ちくらみ　失神しそう　手足が冷たい　冷汗	あり ☎119
意識障害	ない　いつもと違う　会話が変　興奮　もうろう　眠りこける　反応しない	あり ☎119
頭痛	ない　ある	
胸痛	ない　ある	
吐き気，嘔吐	ない　ある	
体温の異常	ない　身体が熱い／身体が冷たい　（　　　）℃，未測定	あり ☎119

●基礎疾患，既往歴，生活歴など

治療中の病気または既往疾患	ない　精神疾患
内服中の薬	ない　　　　　　　　　　　　　　　　　　　　ワルファリン　抗血小板薬

●指導

- ☑ 二次被害の防止…①周囲の安全確認，②患者を現場から安全な場所へ移す．
- ☑ 昏睡の場合は横向きに寝かせ，衣類をゆるめ，気道開通と誤嚥の防止につとめる（☞ p.134）．
- ☑ 声がかすれていたり，声が出ない場合は，喋らせずにゆっくりと呼吸させる．
- ☑ 呼吸困難に対して，呼吸が楽になる体位（座位，側臥位など）は患者によって様々である．原則として，患者の希望に合わせたほうがよい．
- ☑ 内服中の薬は，できればすべて持参してもらう．

1 ガス中毒の種類

さまざまな有毒ガスが，さまざまな経路から生成するが，大きく4種類に分類する．
- 一酸化炭素
- 硫化水素
- 呼吸器傷害作用のガス（刺激性ガス）
- 酸欠事故

人口動態統計より ガス中毒の死者数	2005年	2006年	2007年	2008年
一酸化炭素中毒	5,386	4,237	3,745	4,107
硫化水素中毒	4	7	26	1,027
その他のガス中毒	53	53	52	59

2 ガス中毒の患者を救助する際の注意点

- 現場で応急処置をするよりも，安全な場所へ移動させることを考える．
- 室内や車内のような閉所空間であれば，救助に入る前に，ガスを拡散させる（換気する）．ただし，周囲の人に二次被害をおこさないよう，避難させたうえで行ったほうが安全である（特に硫化水素の場合には）．
- 一酸化炭素の場合を除いて口対口の人工呼吸は救助者に危険があるため，心停止には胸骨圧迫のみで対応してよい（バッグ - バルブ - マスクがあれば，使ってよい）．

3 一酸化炭素中毒

❶ 一酸化炭素（CO）の特徴

- 炭素（化合物）が燃焼するとCOが発生する．したがって，換気の悪い空間での燃焼（とくに不完全燃焼）がCO中毒の一番の原因である．なお，燃料ガス（都市ガス，LPガス）自体には，ごく一部の地域を除いて，COは含まれていない．
- COは無色，無臭，無刺激であるため，吸っても気付かない．
- COの対空気比重は約0.97であり，空気中によく拡散する．引火性はない．

❷ 病態と症状

- COはヘモグロビン（Hb）と結合して，酸素の運搬を阻害するだけでなく，細胞のミトコンドリアでの酸素利用も障害する．空気中に微量に存在するだけで中毒をおこす．
- 最初に頭痛が出て，脱力から意識障害へと進む（通常はこのあたりで発見される）．

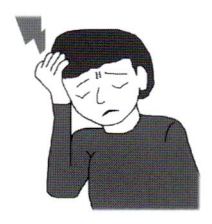

CO-Hb値（COと結合したヘモグロビンの割合）と症状の目安	
数〜10%	無症状…喫煙時にもこの程度までは上昇する
10〜20%	頭が重い，皮膚血管が拡張する
20〜30%	拍動性の頭痛，身体がだるい
30〜40%	激しい頭痛，悪心／嘔吐，脱力，視力障害
40〜50%	意識障害，呼吸促迫，頻脈

❸ 治療

できるだけ酸素濃度の高い気体を呼吸させる．血液中の酸素分圧を高くすれば CO はヘモグロビンから離れやすくなり，肺からの排出も早まるためである．大気を呼吸していれば CO-Hb 値は 240〜300 分かけて半減するが，純酸素なら 50〜70 分に短縮する．高気圧酸素装置を用いて 2.5 気圧に加圧すれば約 25 分になる．

①救急車内では，リザーバーバッグ付きマスクに高流量酸素を流し，患者に吸わせる．
② ER では，ジャクソン-リース回路などを用いて吸気酸素濃度をできるだけ 100％に近づける．意識障害がある場合には，気管挿管を行うことが多い．
③高気圧酸素療法が可能なら，できるだけ早期に行う．

4 硫化水素中毒

❶ 硫化水素（H_2S）の特徴

- H_2S は硫黄と水素からなる気体である．無色であるが，腐卵臭（卵が腐ったときのにおい）がする．火山や温泉の「硫黄のにおい」とは，実は硫化水素のにおいである．
- 空気より重いため（比重は約 1.19），風が弱いときは低いところ（くぼ地）に溜まりやすい．
- 目や粘膜，皮膚を刺激する．
- 火山ガスや温泉などから発生したり，汚水槽や下水道施設で発生したり，化学工場の事故で漏れ出る場合もあるが，そうした中毒事故はさほど多くない．2008 年から急増したのは，自殺目的で発生させた H_2S による事故である．

❷ 病態と症状

- 気道を刺激し，急性肺傷害がおこる．
- ミトコンドリアにおける電子伝達系（酸素を使って ATP をつくる）を阻害する．

空気中の濃度	中毒症状
0.05 ppm	特有の腐乱臭
50 ppm	嗅覚が麻痺する
250 ppm	目や上部気道へ強い刺激あり．気管支，肺の浮腫
500 ppm 以上	頭痛，嘔気，脱力，中枢抑制，意識消失，呼吸麻痺．30〜60 分で致死的
1000 ppm 以上	呼吸停止がおこる（ノックダウン現象），一呼吸でほぼ即死

❸ 救助時の注意点…二次被害の危険がある

- 消防による救助活動には空気呼吸器が必須であり，化学防護服の装着が望ましい．
- 室内を不用意に換気すると，周囲へ二次被害がおよぶ．先に避難を考慮する．

5　刺激性ガス（呼吸器傷害作用のガス）による中毒

- 低濃度であれば，粘膜を刺激して鼻水，咳，頭痛，流涙，眼痛がおこる．
- 濃度が高くなったり暴露時間が長いと，肺を傷める．化学性肺炎（呼吸困難，胸痛，喀痰／血痰，発熱など）がおこり，肺水腫にいたる．
- 暴露から数時間〜数十時間も遅れて肺水腫になることがあり，当初は咳などの軽い呼吸器症状だけであっても油断してはいけない．
- 救助時の注意点は硫化水素と同じ．

	粘膜刺激性	対空気比重	主な発生環境
塩素	非常に強い	2.45	工業，プール，洗浄剤
塩化水素		1.26	工業，燃焼
アンモニア		0.6	工業
亜硫酸ガス		2.21	工業，火山／温泉
硫化水素		1.19	工業，火山／温泉，地下工事
ホスゲン		3.42	工業
二酸化窒素		1.56	工業（硝酸），燃焼
酸化エチレン	弱い	1.49	医療用滅菌

6　酸欠事故

❶ 発生原因

大気の酸素濃度（21％）を下回る酸素欠乏空気を吸ったためにおこるのが酸欠事故である．酸欠空気は以下のような状況で作られる．

- 酸素の消費…たとえば，生きた植物（種子，イモなど）の貯蔵庫の中では，植物の呼吸作用で酸素が消費される．また，地下では金属成分（特に鉄）が錆びるとき，化学的に酸素を消費する（地下工事で酸欠空気が吹き出す）．
- 他のガスが酸素を置換…二酸化炭素やメタンのように，それ自体の毒性は低くても，そのガスが充満すると酸素濃度が低下して酸欠空気になる．

❷ 症　状

低酸素血症が生じる．

酸素濃度	症状
16％〜	脈拍や呼吸数の増加，頭痛，耳鳴り，吐き気
14％〜	強い疲労感，集中力や判断力の低下，酩酊状態
10％〜	脱力，けいれん，意識消失，チアノーゼ
6％以下	昏睡，心停止

「朝日新聞」記事の要約（1991年2月8日）
畑の芋貯蔵穴を点検していた農業Aさん（51）が突然，穴の中で倒れ，助けようと下りたBさん（60）と長男A'さん（29）も次々に倒れた．三人は病院に運ばれたが，Aさん親子が死亡，Bさんも意識不明の重体．警察の調べによると，貯蔵穴は深さ2m，幅1m，長さ約10m．天井はビニールシートをかぶせ密閉状態だった．芋の腐敗で内部が酸欠状態になり，穴の中の酸素濃度は，1.1％しかなかった．

31 熱中症

年　月　日　　時　　分　[通報者] 本人，家族，他（　　　）	
患者氏名＿＿＿＿＿＿＿＿＿＿＿＿＿＿＿＿＿　　　歳　[男　女]	
主訴（相手の言葉で）＿＿＿＿＿＿＿＿＿＿＿＿＿＿＿＿＿＿＿＿	
※小児（15歳以下），高齢者（65歳以上）は要注意．	

発症	異常に気付いたのは（　　　）時（　　　）分ころ	
状況	暑いところに長くいた　激しい運動／労働をした　　いつ頃から（　　　）	
体温の異常	未測定　測定（　　　）℃（腋窩，口腔内，　　　）	38℃以上 ☎119

●全身状態，関連症状

意識障害	ない　いつもと違う　会話が変　興奮　もうろう　眠りこける　反応しない	あり ☎119
呼吸の異常	ない　呼吸が速い※　息苦しい　息切れ　ゼイゼイ　いびき　呼吸が弱い	あり ☎119
	※〜2か月>60，〜12か月>50，〜5歳>40，6歳以上>30/分	
脈拍	正常　速い※　非常に遅い	あり ☎119
	※〜12か月>160，〜2歳>120，〜8歳>110，9歳以上>100/分	
歩行	正常　ヨロヨロする　尻もちをつく　立てない	あり ☎119
手の動き	正常　もつれる　力がない	異常 ☎119
言語障害	ない　言葉が出ない　ろれつが回らない	あり ☎119
けいれん	ない　ある	あり ☎119
頭痛	ない　軽い　強い	強い ☎119
吐き気，嘔吐	ない　軽い　強い	強い ☎119
発汗	多い　少ない　ない（皮膚が乾燥）	ない ☎119
皮膚の紅潮	ない　軽い　強い	強い ☎119

●基礎疾患，既往歴，生活歴など

| 治療中の病気または既往疾患 | ない　脳疾患（脳疾患は再発しやすい．倒れていた場合は鑑別に）　心疾患　腎疾患　肝疾患 |
| 内服中の薬 | ない　向精神薬　　　　　　　　　　　　　　　ワルファリン　抗血小板薬 |

●指導

- ☑ 涼しい場去へ移動し，衣服をゆるめる．経口摂取が可能なら手元の飲料を飲ませる．
- ☑ Ⅲ度の疑いなら，救急車が来るまで積極的に冷却する．皮膚（あるいは衣類）をぬるま湯で濡らして，できるだけ強い風を当て続ける．
- ☑ 内服中の薬は，できればすべて持参してもらう．

1　熱中症の概念

- 熱中症は「熱に中る疾患」を意味する．暑熱環境を原因として発生する急性の健康障害をひっくるめて命名したものである．そのなかで最も重症のタイプを熱射病とよび，しばしば致命的になる．
- 熱中症の中には，軽症のタイプもある．従来は，症状の類推から「熱けいれん」，「熱失神（いわゆる日射病）」，「熱疲労」などと呼ばれていた．
  - 熱けいれん　こむら返り（けいれんと俗称される）がおこる
  - 熱失神　　　めまいや失神がおこる
  - 熱疲労　　　疲労（夏バテ）に似る
- 日本神経救急学会の提案したⅠ度〜Ⅲ度の分類が，最近よく使われるようになった．ただし，熱中症をひとつの疾患単位とするのはすこし無理がある．実際の熱中症患者の経過をみると，Ⅰ度で発症したあと次第にⅡ度，Ⅲ度へと重症化していくわけではないからである．しかし，この重症度分類は，熱射病が致死的な熱中症であるという認識を明確にするには都合がよい．

熱中症のさまざまな病型，重症度分類

新分類	旧名称	症　状	体温上昇
Ⅰ度	熱けいれん	四肢や腹部の筋肉に「こむら返り」がおこり，非常に痛い．循環障害は出ない．	(−)〜(＋)
Ⅰ度	熱失神（日射病）	長く立っていたり，運動をやめた直後に，立ちくらみや失神がおこる．頻脈や血圧低下を伴うことが多い．	通常は(−)
Ⅱ度	熱疲労	強い疲労感/虚脱感，吐き気，めまい，頭痛，多量の発汗，頻脈，血圧低下．	(＋)
Ⅲ度	熱射病	Ⅱ度の症状に加えて脳機能の障害が現れる…意識障害，せん妄，おかしな言動，運動失調，けいれんなど．検査で，肝/腎機能障害，あるいは血液凝固障害のいずれかがあればⅢ度とするが，診察後にしかわからないのでトリアージには使えない．	(＋＋) 通常は深部39℃，腋窩で38℃以上

※　患者の家族が熱中症かもしれないと連絡してきても，まったく別の病気のことはよくあるので，この点は注意したほうがよい．

2　重要なことは，Ⅲ度（熱射病）かどうかの判断

- Ⅲ度の熱中症とは，(1)中枢神経症状，(2)肝/腎機能障害，(3)血液凝固異常（DIC）という3つの条件のうち1つが現れたものをさす．しかし，肝腎障害とDICは病院に来なければわからない．したがって，現場で判断するときは中枢神経症状の有無が決め手になる．特に注意すべき初期症状は以下の2つである．
  - ①軽い意識障害…見当識障害，場違いな言動，せん妄状態など．
  - ②運動失調…歩き方がヨロヨロしたり，手足がもつれたり，意味もなく尻もちをつく．

- 高体温（腋窩で 38℃以上），頻脈，頻呼吸などの症状もⅢ度を示唆する症状である．
- 小児や高齢者の古典的熱射病では，暑くて汗が吹き出すはずなのに発汗しなくなった状態はⅢ度を示唆する症状である．

3 熱中症の病態生理

1 発症の条件

- 熱中症が発症するためには，以下の 2 つの条件のうち，少なくとも 1 つを必要とする．
  ①暑い環境中に長い時間いる
  ②激しい運動や労働をする
- Ⅲ度（熱射病）では，上記①の条件だけでおこったものを，古典的（または非労作性）熱射病とよび，②の条件下であれば労作性熱射病とよぶ．もちろん，2 つの条件が組み合わさると，熱射病は発症しやすくなる．

2 病態生理

- 暑い環境中に長い時間いたり，激しい筋肉運動を続けると，身体には様々な反応がおこる．そのうち，熱中症の発症に強く関わっているのは以下の 2 つである．
  ①多量の発汗の結果として，脱水と電解質異常
  ②体温の上昇
- Ⅰ度およびⅡ度では，脱水と電解質異常が主要な原因であると考えられている．
- Ⅲ度（熱射病）では，脱水と電解質異常のほかに高体温自体の有害作用が加わり，臓器障害や DIC が発生する．

4 熱中症の初期治療

- 全身冷却と水分補給がポイントである．いずれも現場から開始できるので，積極的に行うよう指導する．
- 全身の冷却法として最も簡便なのは，強い風を当て続けることである．体幹の皮膚（あるいは衣類）を濡らしたうえで風を当てると，効果はさらに高まる（1g の水が蒸発するとき 0.585 kcal の気化熱を奪う）．ただし，震えがくると逆効果になるので注意する．
- アイシングは局所的にしか効かない．また，震えを誘発しやすい．したがって，使用するとしても頭部とか頸部に限ったほうがよい．
- 水分補給は，真水（お茶など）よりも電解質溶液（スポーツドリンクなど）が望ましい．

COLUMN | **産科の問診票は救急外来に必須**

　当院の救急外来に意外に多い電話相談が妊娠中の出血です．切迫流産や早産‥の可能性は？　電話ではよくわかりません．助産知識もすくないので適切な情報収集やアドバイスもできず，ありきたりの返答しかできませんでした．そこで，産婦人科の医師と共同して電話問診票を作成し，使用しています（☞次頁に掲載）．情報収集の漏れもなくなり来院方法の決定や時間調整を行うことが可能になりました．すばらしい電話問診の効果！　本書の問診票も今度試しに使ってみてください．きっとその良さがわかります．

産科問診票

氏名：　　　　　　　年齢：　　　ID：

かかりつけ医　（回生病院・　　　　　　　　）　　内服中の薬：張り止め・下剤・鉄剤
　　　　※かかりつけ連絡（済・未）　　　　　　　　（　　　　　　　　　）

妊　　娠：有（　　w　　d）・無　　　　　　子宮頸管長：　　　　　mm
最終月経：　　月　　日〜　　日間　　　　　胎児心拍（FHR）：　　　　　mm
　　　　　これまでの生理（　順　・　不順　）　胎児頭殿長（CRL）：　　　　　mm
初産・経産

主訴および現病歴：

性器出血：いつから（　　　　　　　　）
　　　色（ピンク色・鮮血・黒っぽい赤色・茶色　　　　　）
　　　量（通常の生理の量に比べて多いor少ない・付く程度・下着を超えてもれるぐらい）
　　　　（持続的・1回だけ・　　回・断続的）
　　　性状（血の塊が混じっている・流れるような）

腹　　痛：いつから（　　　　　　　　）
　　　部位（へそより下・へそより上・みぞおち・わき腹・　　　　）
　　　程度（少し・うずくまるぐらい・じっとしていられないぐらい・　　　　）
　　　　間欠的（　　分おきぐらい）or持続的
　　　　突然or徐々に

腹部の張り感：いつから（　　　　　　　　）
　　　程度（少し・強い）
　　　　間欠的（　　分おきぐらい）

胎　　動：（いつもと同じくらい・いつもより弱い・活発・ほとんど動かない）

Section 2
知っておきたい救急治療の基礎知識

1 痛みの問診法

痛みの原因となる疾患は非常に多くあります．重要なポイントを聞き落とすことなく，しかも効率よく，問診しなければなりません．そのために英語圏でよく使われる語呂合わせ記憶法が「OPQRST method（メソッド）」です．

> O　Onset（オンセット）（発症の様子）
> P　Provocative（プロボケイティブ）/ Palliation（パリエイション） factor（増悪・寛解因子）
> Q　Quality（クオリティ）/ Quantity（性質）
> R　Region（リージョン）（部位）および Radiation（ラディエイション） related symptom（関連痛）
> S　Severity（シビアリティ）（程度）
> T　Time（タイム） course（経過や持続時間）

※部位を Position（ポジション） とする方法もあります．
※もちろん，問診の順序はこの通りでなくてよいです．

1　発症の様子

❶ 急性痛か，慢性痛の再燃か？ 急性にしても，突然に雷が落ちたような起こり方か，それとも，ある程度の時間をかけて痛みが明確になってきたか？

・発症の時点をピンポイントに特定できる痛みがあります．たとえば，外傷は受傷した瞬間から痛みを感じます．病気でも，機械的な原因による痛みはこれと似ています．よく例にあげられるのは，くも膜下出血の頭痛であり，大動脈解離の胸痛 / 背部痛であり，自然気胸の胸痛です．

・それとは逆に，急性炎症による痛みは，数時間をかけて明確になります．たとえば，急性膵炎の腹痛の発症時刻を尋ねても，「夕方頃から…」といったあいまいな回答しか返らないことが多いです．化膿巣は，最初は痒い感じがあり，腫れてきて，そのうちズキズキ痛むようになるのはご承知の通りです．

❷ 何をしているときに起こったか？

・活動中か，安静にしていたときか？　たとえば，狭心痛の発症が活動時か安静時かによって，治療方針が変わる可能性もあります．
・身体に何か無理な力がかかっていたり，無理な姿勢をしていたときか？　たとえば，筋肉や関節に起因する痛みは，その部位にストレスがかかったとき発症することが多いです．

2　増悪因子，寛解因子

・その部位を押すと痛いか？　動かすと痛いか？　深呼吸や咳をすると痛いか？　逆に，安静にしていると痛みが軽くなるか？　ある

いは，そうした要因では痛みの強さが影響されないか？

- 一般に，機械的損傷や急性炎症の部位を動かすと，痛みは強くなります．たとえば，肋骨骨折は，深呼吸すると我慢できないほど痛みます．胸膜炎の胸痛でも，深呼吸によって増悪します．一方，心筋梗塞の胸痛は，胸を叩いても，深呼吸しても影響しません（逆に，安静にしていても軽くなることはありません）．

3　痛みの性質

- 基本的には，患者自身が痛みをどのように表現するかを重視します．チクチク刺されるような痛み，切り裂かれたような痛み，ヒリヒリした痛み，ズキズキ疼く，何かが入っているような重苦しい痛み，etc……
- 連続的か？　間欠的か？

4　部位と放散

- 胸が痛いと訴えても，よく聞くと右の脇腹の痛みであったりします．あるいは，腰痛が，実は股関節の痛みだったりすることもあります．まして，腹痛ならば，左右上下のどの部位かを把握したい所です．もちろん，局在のはっきりしない漠然とした胸痛や腹痛もあります．
- 放散痛として有名なのは，急性心筋梗塞のときに肩や顎に放散する場合です．

5　痛みの程度

- 主観的なものを数量化するのは難しいですが，よく使われるのは10段階ペインスケールです．過去に経験した最も強い痛み，あるいは考え得る最悪の痛みを10として（痛みのない状態を0とする），現在の痛みが1〜10のどの数値に該当するか答えさせるものです．

6　持続時間，経過，過去の病歴

- 持続時間は？
- 徐々に改善しているか，変わらないか，悪化しているか，繰り返しているか？
- 過去に同様な痛みの経験があるか？

2 ショック

1 ショックとは

急性循環障害により，重要臓器／組織機能を維持するのに十分な血流供給が得られない結果，発生する臓器機能異常を呈する状態をいいます．

つまり，循環不全により血流が組織／細胞に十分に供給されず，酸素とエネルギー基質の需要・供給バランスが崩れた結果，細胞機能異常（臓器機能異常）が生じている状態といえます．細胞が不可逆的な変化をおこす前に，早期治療を開始することが重要です．

組織／細胞に血流が不足しはじめると，交感神経系，内分泌反応による代償反応が出現します．短時間で出現する症状（5P症状）を見逃さないことが肝心です．

5P症状が出現するショック初期は交感神経系・内分泌系の代償作用により比較的血圧は保たれます．しかし，循環血液量の低下によりショックが進行すると，代償機能の破綻が生じ血圧低下をはじめとする様々な症状が出現します．

ショックの5P症状
①蒼白（pallor）：血流低下，交感神経の緊張により全身の血管が収縮するため．
②虚脱（prostration）：循環血液量の減少，交感神経の緊張による末梢血管収縮のため．
③冷汗（perspiration）：汗腺の開大．
④脈拍触知不能（pulselessness）：循環血液量の減少，心拍出量低下のため．
⑤呼吸不全（pulmonary deficiency）：血流低下に伴う酸素不足により呼吸促迫となる．

その他の症状
・筋力の低下：筋組織の低酸素とアシドーシス．
・意識の異常
　　　攻撃的，無関心，不穏：カテコラミンの作用．
　　　活気なし，昏迷，意識低下：脳血流低下が引き起こす低酸素症が原因である．
・尿量減少：腎血流の低下，内分泌作用による．
・低血圧：代償機能の破綻，循環血液量の低下により出現する．

2 ショックの分類

1 循環血液量減少性ショック

出血や高度の脱水により出現します．循環血液量の低下により，心拍出量は下がり低血圧が生じます．

2 心原性ショック

心筋梗塞や不整脈など心臓機能の低下に伴い出現します．心機能低下に伴い，心拍出量は下がり，低血圧が生じます．

3 心外閉塞性ショック

心タンポナーデや肺塞栓，緊張性気胸により出現します．心臓の拡張の低下や肺動静脈血流量の低下により心拍出量は下がり，低血圧が生じます．

4 血液分布不均衡性ショック
（敗血症性ショック，アナフィラキシーショック，神経原性ショック）

血管拡張を生じ，血管床が広がった結果，循環血液量が不足し出現します．末梢血管が拡張するため蒼白や冷汗はショック初期には認めないので注意が必要です．

様々な学術的なことを書きましたが，患者は医療者が望むような表現はしてくれません．例えば‥

①（患者が言う）貧血みたいです．貧血をおこしています．
②（患者が言う）めまいがあります．眼がまわります．
③息が苦しい．話しにくい．
④冷や汗をかいている．汗をたくさんかいている．
⑤顔色が悪い．
⑥しんどそうで電話で話せない．

上記のような訴えがあれば，ショックを念頭におきましょう．

3　体　位

状態に応じ傷病者に適した体位を保つことは，傷病者の苦痛をやわらげ，症状の悪化を防止します．

1　昏睡体位

§1「問診とトリアージ」の問診票の「指導」の欄に繰り返し記載されています．意識がなく，呼吸はしている傷病者にとらせる体位です．

具体的に，右半身を上にして倒れている場合（左側臥位）．

（1）右肘を屈曲させ，右大腿を少し前屈させて右膝を屈曲し，右肘と右膝で体がうつ伏せになるのを防ぎます．

（2）左上肢は伸展させたまま体の下方に沿わせ，左下肢も伸展させたままにします．頭部は軽度後屈させて低く保ちます．

（3）これにより，口腔内の唾液や嘔吐物が口から排出され，窒息や誤嚥を防ぐことができます．また，舌根沈下による気道閉塞も予防することができます．

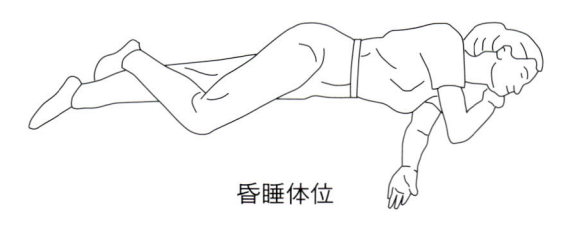

昏睡体位

2　ショック体位

背臥位で足側を高くした体位です．脱水症や出血性ショックなど循環血液量が減少して血圧が低い人が適応となります．循環血液量が増加し収縮期血圧が20mmHg 程度増加します．

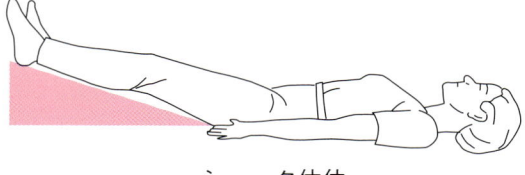

ショック体位

3　ファウラー位，起座位

上体をおこした体位で，呼吸困難を呈している患者に有効です．気管支喘息発作など肺疾患が考えられる患者やうっ血性心不全など心疾患が考えられる患者が適応となります．下半身の静脈還流量を減少させ肺うっ血の増悪を防ぎます．また呼吸筋である横隔膜が下がるため肺が広がりやすくなります．

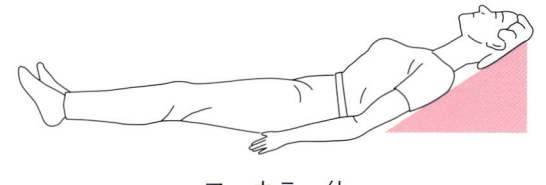

ファウラー位

4　頸椎固定

脊椎・脊髄損傷を疑う傷病者は頭部を保持する必要があります．頸椎の動揺を最小限に抑えて脊髄損傷の進展を防ぐ効果があります．

4 脳卒中

脳卒中は，初期診療が予後を左右します．すべての医療従事者が適確に対処できるよう，脳卒中病院前救護（PSLS：Prehospital Stroke Life Support）と，脳卒中初期診療（ISLS：Immediate Stroke Life Support）という2つの教育コースが推進されています．PSLSコースでは，救急隊員が簡便かつ短時間で「脳卒中である」と判断するための病院前評価スケールとして，シンシナティ病院前脳卒中スケール（CPSS）を紹介しています．これは顔・腕・言葉の3項目について神経脱落症状を評価するもので，1項目でも異常なら脳卒中の的中率が72％であるとされます．

一方，地域の一般住民に「脳卒中である」と気づいてもらい，迅速な病院受診を勧める方法がACT-FASTです．「Act, fast！」とは「すぐに行動せよ」という意味のキャッチコピーですが，「Face（顔），Arm（腕），Speech（言語）に異常が出れば脳卒中．一刻（Time）を惜しんで受診せよ！」という語呂合わせになっています．非常にCPSSに近い評価方法ですね．

では，病院に到着してから評価するNIHSS（rt-PAの適応決定に必須）はどうか…というと，11項目0〜42点で構成されます．「難しい」という印象を受ける人も多いと思いますが，CPSSあるいはACT-FASTの項目が，そのうちの16/42（約1/3）を占めています．要は，脳卒中の症状のなかで，顔・腕・言葉の3つはとても重要だということです．

しかし残念ながら，脳梗塞に対するrt-PAの適応はCPSSやACT-FASTだけでは判断できません．これを使用したトリアージに頼ってしまうと，rt-PAの適応にならないケースもひっかけてしまい，軽症から重症まですべての患者がrt-PAを施行できる少数の医療機関に集中して搬送されてしまうという事態がおこります．地域のメディカルコントロールのもと，実情にあった救急医療体制を整備していくことが重要です．

シンシナティ病院前脳卒中スケール（CPSS：Cincinnati Prehospital Stroke Scale）

	正常	異常
顔のゆがみ		
歯を見せる，あるいは笑ってもらう	左右対称	片側が他側のように動かない
上肢挙上		
閉眼させ，10秒間上肢を挙上させる	両方とも同様に挙上，あるいはまったく挙がらない	一側が挙がらない，または他側に比較して挙がらない
構音障害		
患者さんに話をさせる	滞りなく正確に話せる	不明瞭な言葉，間違った言葉，あるいはまったく話さない

※上記3つの所見のうち1つでも異常があれば72％の確率で，2つあれば85％の確率で，脳卒中が疑われる．

5 外傷初療

1 鈍的外傷と穿通外傷

- 屋根から地面に墜落したときのように，身体の広い面に外力をうけるのが鈍的外傷です．一方，先の尖ったもので突かれたり，銃で撃たれたりするのが穿通外傷です．この2つは，身体内部の損傷形態が異なるので，区別して考えます．
- 鈍的外傷では，外力のエネルギーの大きさに応じて身体内部の損傷程度はひどくなる傾向があり，特に大きい力が加わったものを高エネルギー外傷とよびます．
- 一方，穿通外傷では受傷の部位が限局されるため，たとえ外力のエネルギーが比較的小さくても，当たりどころが悪いと致命傷になります．
- 穿通外傷で刺さった鋭器に対して，自分では抜かずに医療機関で抜いてもらう方がよいです．深く刺さったものを無思慮に動かすと，血管や神経，眼球などの重要な組織が決定的な損傷（二次性損傷）をうける危険があります．もちろん，トゲのように皮膚の浅い層に留まるものは自分で抜きます．

2 高エネルギー外傷とは

強い外力が加わった鈍的外傷を高エネルギー外傷とよびます．たとえば，以下のような受傷機転は高エネルギー外傷とみなします．身体内部まで損傷される危険性が高く，多発外傷になりやすいです（もちろん，こうした事故形態でも軽症ですむケースは多数あります）．

- 自動車乗員の場合
    - ①同乗者が死亡した
    - ②車が横転した
    - ③車から放り出された
    - ④救出に20分以上を要した
    - ⑤車が高度に損傷している
- バイク乗員の場合
    - ⑥横転したバイクと運転者の倒れていた場所が大きく離れている
- 歩行者／自転車の場合
    - ⑦車に轢かれた
    - ⑧5m以上跳ねとばされた
- その他
    - ⑨機械器具に巻き込まれた
    - ⑩体幹部が挟まれた
    - ⑪6m以上の高所から墜落した

3 頸椎保護，脊椎保護

（頸と背骨に注意！）

- 高エネルギー外傷の場合はもちろんですが，頸や背骨に強い力がかかるような外傷をうけた場合（たとえば，2ｍ以上の高さから墜落したとか，頭を強く打った），頸や背骨に痛みがある場合，手足にシビレや脱力を訴える場合，あるいは意識障害のある患者では，脊髄（特に頸髄）の**二次損傷を予防することに最大限の注意をはらいます**．もし，脊椎（特に頸椎）やその周囲の靱帯が傷ついていると，頭や頸を少し曲げたり捻ったりしただけでも，脊髄が圧迫されて麻痺が起こる（あるいはさらに悪化する）危険があります．外傷診療では，特に気をつけたいことです．

❶ 救急車が来るまで絶対安静を守らせます．

可能なら平らなところに仰向きに寝かせ，頭の下には座布団や折りたたんだバスタオル程度のクッションを敷いて安定させます．真っすぐに上を向かせて，上半身（特に頭部）を動かさないようにします．頭部を真っすぐ上に向かせようとする際に痛がるようであれば，無理に真っすぐにしてはいけません．傷病者本人にとって一番楽な姿勢をとらせるのが大原則です．

❷ 意識がよくても，患者を座らせたり歩かせたりしないでください．

特に，頭をまわして後ろを振り返るような動作をさせてはいけません．

❸ 意識のない患者を安全な場所に移動させる場合

頭をグラグラさせながら引きずったりしてはいけません．救助者のひとりが頭と肩をしっかり保持しながら，複数の救助者が協力して動かします．

4 出 血

- 出血には，皮膚が裂けて体外に出血する場合（外出血）と，骨折や内臓損傷からの出血が外へ出ずに，体内にたまる場合（内出血）があります．
- 外出血は目に見えるので，すぐに対処できます．現場では原則として，単純な圧迫止血を薦めます（☞次ページ，5．**止血法**）．
- 内出血は目に見えませんが，以下の2つを観察して間接的に推測できます．

❶ 外傷をうけた部位の所見から推測できる．

たとえば，大腿が変形して骨折していそうならば，それだけで500 mLから1 Lの出血があると考えます．また，高エネルギー外傷で胸部や腹部に強い痛みがあれば，内出血の可能性は高いです．外傷により大量に内出血しやすいのは，①腹腔内出血，②胸腔内出血，③骨盤骨折，④大腿骨骨幹部骨折です．

❷ ショックの前駆症状がある．

- 末梢循環不全…手足が冷たい，額や手掌の冷や汗，顔面蒼白，爪の色が悪い
- 起立性低血圧…立ちくらみ，めまい
- 脈拍の変化…頻脈，脈が弱い
- 呼吸の変化…呼吸が速くなる

※ショック指数

$$= \frac{1分間の脈拍数}{収縮期血圧（mmHg）}$$

通常は0.5～0.7くらいである（例えば，脈拍72，血圧120では72/120＝0.6）．
ショック指数が1なら約1 Lの出血，1.5なら約1.5 Lの出血と推定する．

5 止血法

> 単純に圧迫止血を！

- 外出血に対して，原則として，単純な圧迫止血を試みます．乾燥した清潔な布（ハンカチやタオルでよい）を直接傷に当て，手で強く圧迫します．
- 四肢ならば，傷に布を厚く当てて，その上から包帯でやや強く巻くとよいです．
- 傷の近位側をゴムやヒモで緊縛する止血法は行わないほうがよいです．

6 傷の応急処置

- 皮膚のバリアーが破けると，創の感染がおこりやすく，それを防ぐには，受傷からあまり時間をおかずに創処置を終えるべきです．特に，骨折が皮膚損傷とつながっている場合を開放骨折とよび，非常に感染しやすい（最悪の場合には骨髄炎をおこす）ので，創処置や抗生物質投与などを急ぐ必要があります．
- 創傷治癒を妨げる局所因子として，感染，異物，乾燥，血流低下，消毒薬などがあります．この多くは，現場での対処によって改善することが可能です．
  ① 徹底して洗うことにより，異物を除去し，細菌数を減らすことができる．水道水での洗浄でかまわない．
  ② 清潔なキズ用テープや食品用ラップで創を保護すれば，乾燥を防ぐことができる．
  ③ 消毒薬は組織毒性があるので使わない方がよい．

【体幹や四肢の比較的浅い傷の応急処置】

> 水道で洗う

- 出血が少なければ，まず洗浄します．水道の蛇口まで連れて行き，傷自体を流水で洗い流します．傷の周囲の皮膚も，できるだけきれいに洗います（傷から10～15cmの範囲はすべて）．洗浄中に出血しても，洗浄後に乾いた清潔な布をあてて，しばらく（10分間以上）圧迫止血すればよいです．
- 傷には消毒液を塗りません．軟膏類あるいはスプレー類も使いません．これらは無益であるだけでなく，医療機関での創処置の邪魔になります．

> 食品用ラップ

- 受診するまでの間に一時的に傷を被覆するには傷用テープ（いわゆるカットバン）でもよいですが，それがなかったり，傷が大きすぎたりするときは，食品用のラップがよいです．これを傷に直接貼り付けたり，四肢なら，ラップでグルグル巻きにすると外れにくいです．貼ったラップが外れやすい部位は，上から布を当ててテープで固定します．

7 外傷初療の ABCDE…初期検索と蘇生

救急初療室に外傷患者が搬入されたときの初療手順はマスターしておきたいです．これが電話トリアージにおいても，何かの役にたつはずです．

> Airway & Cervical spine
> 　　　　… 気道の評価，頸椎保護
> Breathing … 呼吸の評価と維持
> Circulation … 循環の維持，ショック治療
> Dysfunction of CNS
> 　　　（CNS；central nervous system）
> 　　　　… 神経学的評価，頭蓋内圧上昇
> Exposure & Environmental control
> 　　　　… 全身の露出と観察，体温保持

A	気道の評価，頸椎保護
	気道確保はすべての基本である． 頸椎保護…鈍的外傷患者は頸椎損傷があるものと想定して対処する
B	呼吸の評価と維持，致命的な胸部外傷への対処
	酸素投与とパルスオキシメータ 緊急気管挿管の適応を考える 緊張性気胸に要注意…視診／触診（皮下気腫，頸部の静脈怒張，気管偏位），聴診（病側の呼吸音減弱）
C	循環の維持，ショック治療
	静脈路確保，急速輸液 画像診断…エコー検査（FAST），胸部と骨盤のX線ポータブル撮影 緊急輸血…適合型のストックがなければ，O型赤血球を使う
D	神経学的評価
	重症の頭部外傷に対処する
E	全身の露出と観察，体温保持
	衣類を除去し，体表を観察する．眼，鼻，耳，口，尿道，肛門（直腸指診）も診る． 背部の観察を忘れてはいけない（ログロール法か，リフトアップ）． 低体温は予後を悪くするので，裸で放置してはいけない．

6 高圧注入損傷
(High pressure injection injury)

スプレーガンなどの高圧噴射器による高圧注入損傷は，比較的まれな外傷です．しかし，初期診療時に軽く考えてしまうと大変なことになるので，ここで紹介しておきます．これは塗料やグリース，有機溶剤などの物質が，皮膚の傷口から組織内へ高圧で注入されるためにひき起こされる損傷です．

受傷の初期には痛みが少なく，傷口も小さいために軽症と見られがちです．そのため，対処が遅れやすく，受傷してから受診までの平均時間は約9時間ともいわれています．その結果腫脹が強くなり，痛みも激烈となります．適切な初期治療を受けなかった場合は，手指などの30〜48％が切断に至ります．そうならなくても，拘縮や機能障害を残すことがあります．

組織は次のようにして傷害されます．
① 注入時の圧力により，注入された物質は神経血管線維束や腱鞘に沿って中枢側へ広がります．それが血管の攣縮，組織の虚血，血栓形成をひき起こし，組織は蒼白になって壊死になります
② 浮腫によって，コンパートメント症候群のような灌流障害を生じます．
③ 注入物質自体の化学反応によって，組織の融解や壊死，炎症反応が生じます．

代表的な注入物質を障害作用の強い順に並べると，塗料，シンナー，グリセリン，鉄粉，水，空気となります．軽油ベースのものは細胞膜を障害し，オイルベースのものは炎症反応が早く生じます．水溶性のものは，症状が比較的穏やかといわれています．

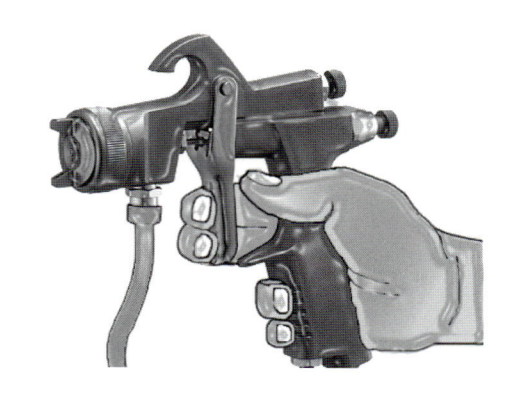

注意事項
1) 注入物質によって毒性が違うため，中毒センターなどを利用して注入物質の情報を集める．
2) 注入部位では，手掌より指尖の方がコンパートメント症候群をおこしやすい．
3) 受傷から処置までの時間が非常に大切（約10時間を越えると危険が大）．
4) 一見軽症のように見えるが，創には十分な展開とデブリードマンが必要となることが多いため，早期に専門医への受診を勧める．
5) 普通の外傷では冷却を指導することが多いが（☞23 四肢の外傷，"RICE"），高圧注入損傷では血流障害を助長するため，極端な冷却（氷で冷やす）は避ける．

索　引

DIC ·· 125, 126
FAST ·· 87, 139
RICE ·· 92
TIA ·· 28, 29

あ

アドレナリン ······································· 57, 77, 103
アナフィラキシー ······································ 53,
　　　　　60, 75, 76, 77, 103, 104, 106
アルコール ····························· 18, 33, 44, 55, 84
アレルギー ······ 4, 20, 64, 71, 75, 103, 109, 111

い

意識障害 ···························· 7, 10, 30, 31, 32, 33,
　　　　35, 36, 40, 43, 44, 61, 83, 88, 97, 111,
　　　　113, 114, 115, 119, 121, 122, 125, 137
一酸化炭素 ··· 9, 97, 121
イレウス ·· 18, 19, 59

う

ウイルス ·· 4,
　　　5, 6, 20, 36, 59, 61, 63, 65, 106, 109, 111

お

嘔吐（吐き気）·· 4,
　　　5, 6, 7, 10, 15, 19, 20, 21, 32, 44, 48,
　　　58, 59, 60, 61, 65, 67, 68, 73, 76, 84,
　　　99, 103, 109, 110, 111, 119, 121, 125
横紋筋融解症 ······················· 45, 79, 93, 104, 115

か

潰瘍 ······· 13, 18, 19, 20, 23, 48, 63, 64, 67, 68

感覚障害 ························· 10, 38, 39, 40, 41, 89
感染症 ···························· 4, 5, 6, 9, 10, 19, 20, 21,
　　　25, 31, 36, 40, 53, 64, 79, 80, 103, 106
眼痛 ·· 73

き

気管挿管 ····························· 77, 88, 96, 122, 139
気胸 ·············· 8, 13, 15, 51, 52, 53, 87, 88, 139
気道 ··························· 20, 21, 29, 36, 51, 52, 53,
　　　76, 87, 88, 96, 99, 103, 118, 122, 139
　気道確保 ··· 45, 77, 139
　気道熱傷 ····································· 35, 36, 95, 96, 97
急性冠症候群（心筋梗塞）····················· 14,
　　　　　　　　　　　　28, 53, 56, 60, 131
胸痛 ··· 5, 12, 13,
　　　14, 18, 28, 40, 53, 56, 61, 123, 128, 131
起立性低血圧 ·· 27,
　　　　　　　28, 47, 48, 56, 60, 68, 87, 137

く

くも膜下出血　☞　脳血管障害
クラッシュ症候群 ·· 93

け

頸椎保護 ································· 85, 88, 137, 139
けいれん ······ 5, 6, 7, 10, 27, 29, 31, 33, 40, 42,
　　　43, 44, 45, 84, 114, 115, 118, 119, 125
結石 ·················· 18, 19, 20, 23, 24, 79, 80, 81
血尿 ·· 5, 19, 24, 79, 80
血便 ··································· 5, 19, 21, 64, 65, 67, 110
下痢 ······· 5, 6, 7, 19, 20, 21, 59, 61, 62, 63, 64,
　　　　65, 68, 76, 103, 109, 110, 111, 118, 119

こ

抗うつ薬 ································ 28, 33, 79, 81, 113, 114
抗凝固／抗血小板薬 ································ 71, 84, 93
向精神薬 ································ 33, 113, 114, 115
高エネルギー外傷 ································ 136, 137
高血圧 ································ 9, 15, 28, 71, 105, 115
高体温　☞　体温異常
高齢者 ································ 11, 14, 19, 24,
　　25, 28, 29, 36, 40, 61, 71, 84, 96, 99, 126
誤嚥 ································ 33, 45, 53, 61, 113
呼吸困難 ································ 5, 15, 28, 35,
　　40, 50, 51, 53, 56, 76, 96, 103, 109, 123
呼吸障害 ································ 7, 36, 40, 56, 87, 93, 113
呼吸不全 ································ 14, 31, 33, 51,
　　52, 75, 77, 87, 96, 113, 114, 119, 132
骨折 ································ 13, 23, 24, 25, 84,
　　85, 87, 88, 89, 91, 92, 93, 131, 137, 138
固定 ································ 89, 92, 138
昏睡 ································ 31, 32, 33,
　　45, 84, 85, 97, 109, 113, 114, 115, 118
コンパートメント症候群 ································ 93, 140

し

失神 ································ 15, 26,
　　27, 28, 29, 47, 48, 56, 71, 76, 103, 125
失調（運動失調）································ 10, 33, 48, 114, 118, 125
脂肪塞栓症候群 ································ 93
腫瘍 ································ 4, 6, 9, 10, 18, 23, 25,
　　31, 36, 39, 40, 41, 43, 48, 51, 63, 67, 68
循環不全 ································ 14, 28, 33, 53, 56, 68, 87, 137
ショック ································ 15, 31, 51,
　　56, 57, 64, 75, 76, 77, 87, 89, 93, 103,
　　104, 109, 114, 115, 119, 132, 137, 139
　出血性ショック ································ 28, 48, 68, 87, 88, 89
　ショック指数 ································ 68, 137
小児 ································ 3, 5, 6, 7, 17, 20, 21,
　　31, 36, 59, 60, 61, 71, 77, 97, 106, 126
徐脈　☞　不整脈
腎炎 ································ 23, 25, 79
心筋梗塞　☞　急性冠症候群

神経脱落症状 ································ 9, 10, 24, 135
心停止 ································ 76, 93, 99, 114, 121
心不全 ································ 15, 40, 48, 52, 53, 55, 56, 61, 81
腎不全 ································ 31, 41, 43, 59, 81, 104, 115, 119
じんま疹 ································ 74, 75, 76, 103

す

膵炎 ································ 5, 13, 18, 19, 20, 23, 130
髄膜炎／脳炎 ································ 5,
　　6, 9, 10, 31, 32, 36, 43, 44, 45, 51, 59, 60
頭痛 ································ 4,
　　5, 7, 8, 9, 10, 11, 29, 36, 43, 44, 59, 60,
　　64, 73, 118, 119, 121, 122, 123, 125, 130

せ

精神症状 ································ 9, 10, 113, 114, 115
咳 ································ 5,
　　6, 7, 14, 19, 29, 53, 60, 96, 99, 123, 130
脊髄 ································ 24, 25, 36,
　　39, 40, 41, 47, 51, 80, 87, 88, 89, 137
脊椎 ································ 23, 25, 41, 87, 88, 137
喘息 ································ 35, 36, 53, 55
潜伏期 ································ 106, 109, 110, 111

た

体温異常
　高体温 ································ 4, 5, 32, 114, 115, 126
　低体温 ································ 5, 31, 32, 33, 97, 114, 115, 139
　発熱 ································ 2, 3, 4, 5, 6, 7, 9, 10, 19, 25, 36,
　　43, 53, 55, 63, 80, 106, 109, 110, 123
立ちくらみ ································ 48, 56, 68, 87, 125, 137
脱水 ································ 4,
　　6, 28, 40, 47, 56, 60, 61, 64, 109, 126
胆嚢炎 ································ 5, 13, 20, 23

ち

チアノーゼ ································ 7, 52
窒息 ································ 31, 33, 36, 51, 76, 88, 99

索 引

虫垂炎 ……………………… 18, 19, 20, 21
腸炎（胃腸炎）………………… 5, 6, 18, 19, 20, 21, 61, 63, 64, 65, 67, 68, 109, 110, 111

て

低血糖 ………………… 28, 32, 33, 40, 43, 47
低酸素血症 ……… 9, 28, 32, 43, 52, 93, 113, 123
低体温 ☞ 体温異常
電解質 ………………… 31, 40, 43, 55, 63, 77, 126
てんかん ………………… 9, 27, 28, 31, 43, 44, 45

と

糖尿病 ………………………………… 14, 15, 18, 20, 28, 32, 41, 59, 63, 79, 81, 96
動脈解離 ………… 9, 13, 18, 24, 28, 40, 48, 130
動脈瘤 ……………………… 18, 19, 23, 24
吐血 ……………………… 61, 66, 67, 68, 100

に

妊娠 …… 18, 19, 20, 21, 25, 28, 43, 60, 80, 128

の

脳炎 ☞ 髄膜炎／脳炎
脳血管障害（脳卒中）……… 9, 10, 15, 31, 33, 35, 36, 39, 40, 43, 44, 47, 51, 59, 60, 97, 135
　脳梗塞 ……………… 31, 32, 36, 40, 48, 73, 135
　脳出血 ……………………… 9, 40, 47, 48, 73
　くも膜下出血 ……………… 9, 10, 31, 32, 130

は

肺炎 ….. 5, 13, 18, 20, 21, 53, 61, 99, 119, 123

肺塞栓 ……………… 13, 15, 18, 28, 47, 48, 53
吐き気 ☞ 嘔吐
発熱 ☞ 体温異常
パニック障害 ………………………… 13, 55, 56

ひ

皮下気腫 ……………………………… 53, 87, 139
頻脈 ☞ 不整脈

ふ

腹痛 ………………………… 4, 5, 7, 16, 17, 18, 19, 20, 21, 23, 64, 68, 76, 88, 103, 109, 110, 111, 118, 119, 128, 130, 131
浮腫 …………………………………… 35, 53, 61, 76, 84, 96, 103, 119, 122, 140
不整脈 ………………………………………… 5, 15, 28, 33, 47, 48, 55, 56, 57, 14, 115
　頻脈 …………………………………… 28, 32, 55, 57, 60, 64, 68, 76, 87, 103, 105, 113, 114, 115, 121, 125, 126, 137
　徐脈 ……… 28, 29, 55, 56, 57, 114, 115, 118
ふらつき ……………………………… 10, 33, 47

ま―れ

麻痺 …………………………………… 10, 24, 29, 35, 36, 38, 39, 40, 41, 43, 44, 45, 48, 60, 87, 92, 93, 109, 110, 118, 122
めまい ……………………………………… 10, 46, 47, 48, 56, 59, 64, 68, 87, 125, 137
腰痛 ………………… 19, 22, 23, 24, 25, 79, 131
冷却 ……………… 32, 92, 97, 104, 105, 126

救急看護　電話でトリアージ　すぐに使える問診票31		

2010年8月1日　　第1版第1刷
2014年6月1日　　第2版第1刷　ⓒ
2019年8月10日　　第2版第3刷

監修	白川　洋一	SHIRAKAWA, Yoichi
編集	山崎　誠士	YAMASAKI, Seiji
	乙宗佳奈子	OTOMUNE, Kanako
発行者	宇山閑文	
発行所	株式会社金芳堂	
	〒606-8425 京都市左京区鹿ヶ谷西寺ノ前町34番地	
	振替　01030-1-15605	
	電話　075-751-1111（代表）	
	http://www.kinpodo-pub.co.jp/	
組版	株式会社グラディア	
印刷・製本	創栄図書印刷株式会社	

落丁・乱丁本は直接小社へお送りください．お取替え致します．

Printed in Japan
ISBN978-4-7653-1607-1

・JCOPY ＜(社)出版者著作権管理機構 委託出版物＞
本書の無断複写は著作権法上での例外を除き禁じられています．複写される場合は，その都度事前に，(社)出版者著作権管理機構(電話 03-5244-5088, FAX 03-5244-5089, e-mail:info@jcopy.or.jp)の許諾を得てください．

●本書のコピー，スキャン，デジタル化等の無断複製は著作権法上での例外を除き禁じられています．本書を代行業者等の第三者に依頼してスキャンやデジタル化することは，たとえ個人や家庭内の利用でも著作権法違反です．